U0276703

陈永灿说·诗词里的

本草滋味

CHENYONGCAN
SHUO
SHICILI DE
BENCAO
ZIWEI

王恒苍 ® 主编

陈永灿全国名老中医药专家传承工作室·策划

上海科学技术出版社

序

三年前，我曾为陈永灿教授主编的一套"经典文化与本草食养全民读本"（以下简称《读本》）写过书评，对这套选题明确、文字精美、设计优雅的书还记忆在心。最近，他们又邀我为即将付梓的《陈永灿说：诗词里的本草滋味》（以下简称《滋味》）一书作序，心里不免有点疑惑。

陈永灿教授告诉我，这两套书是"子母篇"的关系。《读本》是母，是从经典诗词涉及的药膳、药茶、药酒、药粥、补汤、药点等广义的文化层面立论的，表现的是诗歌与健康养生的多视角联系，是由作为致力中医药学术传承的他来驾驭的；《滋味》是子，是从《读本》中众多养生方法中提炼出的能紧密体现大众生活实际需求的内容组成的，是由他的弟子王恒苍与学术团队的其他成员一起作为专题研究成果奉献给社会的。试想，一位既是浙江省名中医、名教授，又身兼《浙江中医杂志》和《养生月刊》编辑部主任的学者，能将学术与科普联系得如此密切、把对中医药文化的传承提升到如此高度，能在言传身教中诚心诚意把弟子们推到学术前台的人，是需要点功底、精神和勇气

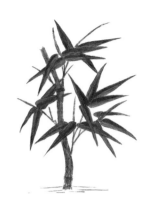

的，可亲可敬！

书的策划编辑许蕾女士告诉我，出版物既要体现高度的社会责任感，从学术传承的战略出发，系统出版一些具有长远意义但经济效益可能不显著的书；又要从服务大众的角度出发，重点推出一些接地气、读者多且两个效益都比较好的书。这两套书，正是本着这样不同要求、不同需求的人群策划的，不是重叠选题，更不是重复表述，而是在同一主题下从不同侧重点上的特色性创新。的确如是，在"快餐文化""碎片文化"快速占领市场并野蛮、无序泛滥的当下，如何立足于中华优秀文化完整、系统、准确的表述，保障悠久国学不出现文化断层、瑰宝国医不被曲解、阉割，是个非常值得思考的严肃问题。试想，一位历经《大众医学》杂志编辑到科普图书编辑几十年的成熟老手，能把社会责任看得比码洋重要、民众需求比业绩重要，且能一心一意帮助作者推出自己学术成果的编辑，是需要点眼光、担当和付出的，可钦可赞！

他们的回答，使笔者的疑惑顿消，原来两套书是血肉相连、相辅相成、互为交融的子母篇。也因此让我对阅读、理解《滋味》这本新书，有了比较明确的切入点。《滋味》一书的特点很多，愚以为，以下五点是比较突出的。

一是选古诗托底，引读者趣味阅读。诗是生活的交响曲，诗和远方是人们对生活的追求和向往。以诗抒情，是为人共识之常理；以诗说药，更为中药增添文化色彩。《滋味》一书，以古诗词为背景，每药一诗，说药之形态，道药之奥妙，摆药之功过，颂药之贡献，将药物之滋味浸透于诗歌之中，把诗之文化布洒在药物之上，让人们在享受美味膳食的同时，把诗与药揉和成的特色文化一起咽到肚里消化了。"仙客饵赤箭，其根乃天麻。延年不复老，飞身混烟霞。"（宋·沈辽《谢履道天麻》）写出了天麻轻身延年的功效，未见其物已飘飘欲仙了；"寂淡花无色，虚凉药有神。烦心侵冰雪，眩目失埃尘。"（宋·彭汝砺《薄荷》）表达了薄荷清心消眩的作用，未嗅其味已浑然入醉了；"服食治目眚，吾将采掇之。不须更买药，园丁是医师。"（明·吴宽《决明》）描述了决明子治疗目疾的良好效果，未用其药已眼亮神爽了。每首诗中都有一段故事，每个故事都连着中药的百草园，想了解把人世七情揉入中药五味是一种什么样的感觉吗？《滋味》一书要说的正是这些趣味之事。

二是按药名立篇，使全书纲举目张。《滋味》一书选入的60种药材，都是读者比较熟悉的、具有药食两用功能的中药。补益正气的人参、黄芪，滋阴养液的黄精、石斛，健脾温胃的玉竹、白芷，活血化瘀的当归、红花，补肾益精的肉苁蓉、覆盆子，清咽利肺的桔梗、霜桑叶，疏肝明目的菊花、决明子，清热祛邪的金银花、淡竹叶等，全都从治病疗疾的药房走进了吃饭保养的厨房，诠释了中医学强调的"养生多论食补"（金·张子和《儒门事亲》）、"善治病者，不如善治食"

（宋·陈直《养老寿亲书》）的先进理念和西方医学之父希波克拉底发出的"要让食物变成你的药物，不要让药物变成你的食物"的高声呼吁，也体现了世界卫生组织提出的"能食不药"的新时代疾病防治原则。"民以食为天"，饮食是人类生存的第一需求。从人类进化史看，"药食两用"思想的形成，是食用出现在药用之前的。传承和推进食疗的进程，体现出国人通过必然饮食去解决未然疾病的超前思维，是人类回归自然、物为人用、健康思路前移的表现，是中医学的伟大创举，描绘了人类医学未来的走向。

三是以膳食为用，让药膳服务生活。膳食多样化，是中华饮食文化的精粹，荤的、素的，腥的、膻的，辛的、辣的，甜的、咸的，生的、熟的，热的、凉的，实在难以说清楚它们的全部形态和性质。其中，药膳使各种膳食的形式更显得五彩缤纷，或者说为中国食谱锦上添花。在《滋味》一书中，围绕60味药食两用药物列举出的药膳就有200多种：有属于主餐的薏苡仁手擀面、莲子山药饭、茯苓包子，有属于荤菜的人参炖精肉、黄精肘子、当归生姜羊肉汤，有属于素食的桔梗凉拌菜、玫瑰黄金豆腐、百合炒西芹，有属于糕点类的桑椹鸡蛋糕、茯苓薄饼、芡实芝麻饼，有属于粥类的陈皮瘦肉粥、益智仁芡实粥、赤豆鲤鱼粥，有属于汤类的天麻鱼头汤、白芷花胶汤、肉桂猪肚汤，有属于酒茶类的决明子山楂茶、紫苏乌龙茶、枣仁安神酒等，这些药膳呈现出道同法别、异曲同工、光彩纷呈、各显千秋的景象，以不同的形式延续着传统的信仰与文脉、表达着国人的智慧和聪明。需要明确的是，药膳不是食物加药物的机械组合，而是在"辨证施吃"思想指导下，食物与药物的无间隙融合。

四是设养生解读，展中药文化精华。如何进行科学养生，是正确解决民众养生认识的首要问题。不少打着中医旗号的养生宣传，脱离了中国的国情、脱离了东方民族的生活习惯、脱离了中医药的基本特质，把简单的养生问题说繁了、说杂了、说乱了，说得老百姓无所适从了，这不能不说是一个严重的问题；一些充斥传媒中的戏说文章、逗乐段子，把传统的文化精华说没了、把科学的知识说变了、把平静的生活节奏说得浮躁起来了，这不能不说是一个值得重视的苗头。真正的中医专家，要潜下心来，做点实实在在的真学问，担当起中医药文化传承、发展的重任。《滋味》一书，立足于中国文化之根、中医科学之本，在守护中医药文化本真的同时，注意传统内容与现代表现手法的结合，把药食两用材质的文化内涵、历史精髓、科学机制、实践结晶、生活体验、现代时尚，比较系统、实事求是地介绍给读者，让他们听到真中医的权威声音、学到真养生的科学手段，传播的是满满的正能量，播撒的是大大的凝聚力，体现出的是科学家应有的良心和行动，应当为他们喝彩。

五是有名家点评，传高手学术思想。画龙点睛，是对某一事物要害处的关键性表述，不是任意的、随意的即兴，而是思维清晰、认知深刻、表达准确者中大家的行为。点评，就属于这类性质的工作，是《滋味》一书的亮点之一。作为本书主编的导师和主审的陈永灿先生，当之无愧地担任了这个角色。他的点评文字不长，却句句都是紧扣表现的主题、冲着要害处来的。说药食机制，是从食疗的角度切入的，如"人参对人的五脏均有滋补的作用，还能够使人变得更有精神，提高智力"；说药理作用，是侧重从养生的目标出发的，如"黄精是中老年人较理想的补养之品。因为中老年人不仅阳气较弱，而且阴液多有不足"；说药膳营养，是强调药与食在结合中产生的合力的，如"人们常用肉苁蓉和羊肉、羊肾等搭配做羹煲汤，不仅美味可口，而且有着很好的增力解乏作用，可谓一举双得"；说食法宜忌，是立足于让操作者避开误区的，如枸杞子偏温，但"有的人到更年，用眼过度，两目干涩，内有虚火者，可取枸杞子配菊花，共达养肝清火明目之效"。读者信奉的是能说人话的专家，永灿教授说的话可信。

以上五点，为笔者读书所得。粗粗略略翻了一通书，絮絮叨叨说了这多话。不知能不能把这本耐读、耐看、耐想、耐品的书的滋味说出几分，更不知能不能表达对作者盛情相邀的回报，只能说是心意到了。

毛主席说："群众是真正的英雄。"（《湖南农民运动考察报告》）要品出《滋味》中的真滋味，真正的发言权都在读者那里啊！

温长路

2022 年 8 月 1 日

（本文作者系国家中医药管理局中医药文化建设与科学普及专家委员会委员、中国科学技术协会全国首席中医药科学传播专家、中华中医药学会学术顾问）

目录

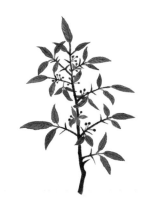

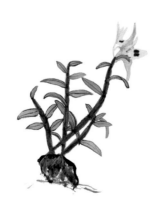

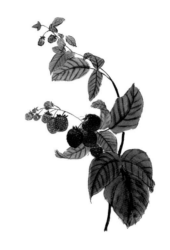

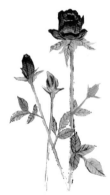

果·部

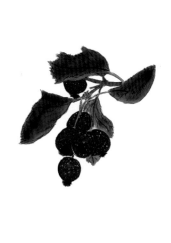

谷·部

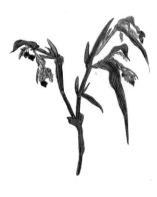

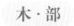

木·部

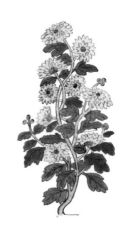

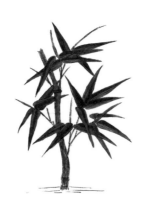

菜·部

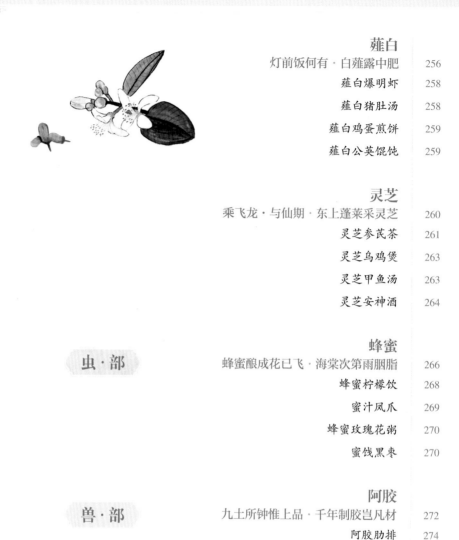

本书配图除署名外均由编写团队绘制、拍摄

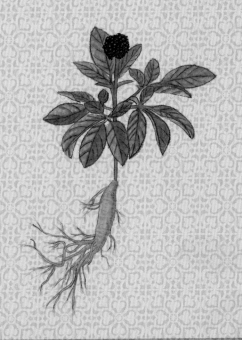

草

CAOBU

部

得天地精英纯粹之气以生

草擅嘉名草亦灵，辽东瑞草象人形。

独含元气钟幽谷，欲考良材注本经。

野老知珍详地道，摇光散彩应天星。

恫瘝切己能拯救，不向松根采茯苓。

——清·多隆阿《人参·其一》

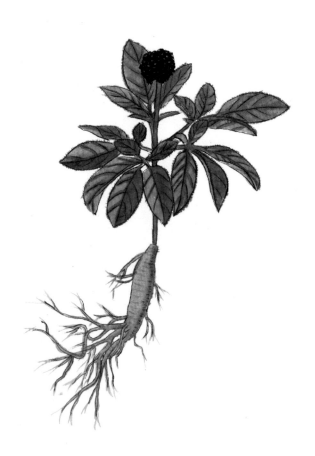

人参

独含元气钟幽谷·欲考良材注本经

诗人因得人参而治愈疾病，故写此诗来赞美人参。诗人写道：我认为如果一种草有个好名字那这草肯定是有灵性的，辽东山林中就有种仙草长得像人的形状，它那小小的身体中含有浓浓的天地元气，却偏偏喜欢生长在幽深的山谷之中。我想要得到这样比较优良的品种去注解《神农本草经》，却不可得。向当地村野的老人请教，才知道地道人参的珍贵，它的功参造化，就像是摇光星大放异彩辉映着天枢星一般。吃下人参，切身的病痛能够得到救治，有了它就不用再到松根下去采挖茯苓了。

说起补药，很多人首先想到的就是人参，历来被尊称为"天赐补药"，分为野山参、生晒参、红参等不同种类，俗话说"人参杀人无过，大黄救人无功"，电视剧里也常出现很多重伤垂死之人，若能够寻得千年的野山参就可以起死回生，可见人参在人们心目中的形象是无可比拟的。《神农本草经》将其列在"上品"的第一位，谓其"补五脏，安精神，定魂魄，止惊悸，除邪气，明目，开心益智。久服轻身延年"。

人参，因其根似人形而得名，其别名较多，如神草、圆参、地精、棒槌、鬼盖、人衔、土精等，历来被当作百草之王，颇存灵性。《医宗必读》中说"人参状类人形，功冠群草"，群草即为百草，功冠群草可谓"百草之王"。关于人参传说很多，《太平御览》记载一则小故事，隋文帝时期，上党地区有一户人家屋后每夜有人呼唤，却不见人影。发现离宅一里外有一株人参，于是挖掘五尺，得到人参的根，长得很像人体的形状，去除以后就不再闻及呼喊声了。宋代《本草图经》中有一验证人参真假的小实验，让两个人各走三五里路，一个口含人参，另一个不含，走完路后，不含人参的气喘吁吁，而口含人参的则气息自如，说明人参是真品。可以看出，人参有着增强体力、消除疲劳的作用。中医学认为，人参味甘、微苦，性温、平，具有大补元气、复脉固脱、补脾益肺、生津安神的功效。主治体虚欲脱、肢冷脉微、脾虚食少、肺虚喘咳、津伤口渴、内热消渴、久病虚羸、惊悸失眠、阳痿宫冷等病症。

陈永灿说：

人参对人的五脏均有滋补的作用，还能够使人变得更有精神、提高智力。当然，人参最重要的是其延年益寿的功效，很多人常以人参做菜、泡酒、泡茶、煲汤等，达到养生保健、滋补身体的作用。

· 参粉炖精肉 ·

材料 · 干人参15克，枸杞子30克，瘦猪肉300克，鸡蛋3个，黄酒、盐、胡椒粉、味精、湿淀粉各适量。

做法 · 人参研成末，枸杞子洗净，备用；猪瘦肉切成丁，加入鸡蛋清、淀粉拌匀；将黄酒、精盐、胡椒粉、味精、湿淀粉、鲜汤放入碗内，兑成汁备用。锅内放入植物油，烧至四成热，将拌好的肉丁投入油中，略炸片刻，捞出沥尽油。另取一锅，放入少量植物油，烧至七成热，放入葱丝、生姜丝、蒜片爆香，然后放入炸好的肉丁，加入枸杞子、人参末翻炒，淋入兑好的汁，炒匀变浓即可。

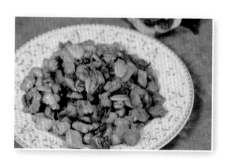

本药膳具有补肾益精、健脾益气的功效。适合耳鸣、腰膝酸软、健忘、精神疲惫、动作迟缓的人群食用。

· 人参土鸡汤 ·

材料 · 人参3克，土鸡240克，大枣6枚，生姜3片，大葱1根，陈皮、食盐适量。

做法 · 将各食材洗净，土鸡斩块，大葱切段；锅内放入鸡块和适量清水，将水烧开，撇去浮沫，捞出鸡块；锅内放油，烧热，炒一下鸡块，然后加入热水，放入人参、大枣、姜片和葱段、陈皮，小火炖约1小时，加入食盐调味。

本补汤具有益气增力、强壮身体的功效。适合身体虚弱、神疲乏力、胃纳欠佳的人群食用。

· 人参枸杞子茶 ·

材料 · 人参片3克，枸杞子9克。

做法 · 将人参片和枸杞子放入茶壶中，冲入开水，焖5分钟，即可品饮。

本药茶具有补气生津、养肝益肾的作用。适合气虚乏力、口干口渴、眼目昏花、视物不清的人群饮用。

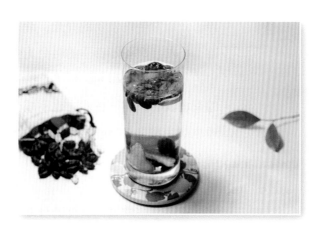

黄芪

白发敧簪羞彩胜 黄耆煮粥荐春盘

孤灯照影夜漫漫，
拈得花枝不忍看。

白发敧簪羞彩胜，
黄耆煮粥荐春盘。

东方烹狗阳初动，
南陌争牛卧作团。

老子从来兴不浅，
向隅谁有满堂欢。

——宋·苏轼《立春日，病中邀安国，仍请率禹功同来。仆虽不能饮，当请成伯主会，某当杖策倚几于其间，观诸公醉笑，以拨滞闷也。二首·其一》

结合诗题可知，本诗乃东坡先生病中所做。前半首描写了一幅孤单凄凉的画面，长夜漫漫，孤灯只影，外面春花烂漫却不敢去欣赏，只怕更加重心中的苦闷与病情，白发敧簪已经没有了往日的颜色，盘子里没有珍馐美味，只有黄芪熬的药粥相伴。而面对生机勃勃的春天，诗人"从来兴不浅"，旭日升起，邀上好友，准备好春季的时令美食，与大家一起醉笑欢谈，心中的郁闷也一扫而光。后半首的盎然生机让人钦佩，东坡先生的豪放潇洒，就连在病中也不减分毫。苏轼不仅诗文一流，医理也颇为精通，"黄耆煮粥荐春盘"中的"黄耆"即黄芪，选用黄芪粥作为食疗方，可见他对黄芪补虚益元的功效是非常认可的。

在本草植物里，黄芪的身姿实在是非常特别，看一眼就不会忘记。虽然黄芪植株高大，但它看起来既不魁梧也不臃肿。棕黄色的主枝条直立向上，丰硕秀美；碧绿细小的叶片排列在枝上，双面都有绒毛，像羽毛一样飘逸；黄色的花骨朵一串串挂在叶旁，花瓣大而低垂，就如同古代王孙贵族挂于腰间的金色环珮。上等黄芪的切片，具有"金井玉栏"（药材横切面上外圈呈白色，中心呈黄色或淡黄色，习称金井玉栏，亦称金心玉栏），质地绵软、气味清香，可以感受到它缓缓的疏通之势，像大地一样柔和亲切而又充满力量。你如若被黄芪的美好形象所吸引，却忘记了它在医学上的作用，那就太可惜了。

黄芪，又名黄耆，明代医药学家李时珍解释得名缘由："耆，长也。黄耆色黄，为补药之长，故名。今俗通作黄芪。"作为补气的要药，清代医家黄宫绣说：黄耆"为补气诸药之最，是以有耆之称"。它与人参虽均属补气良药，但人参偏重于大补元气，而黄芪则以补虚扶元为主，常用于体衰日久、言语低弱、脉细无力的人。有些人经常感冒，中医称为"表不固"，便可通过常服黄芪以"固表"，改善体质，避免经常性的感冒。《本草正义》中记载："黄芪，性温能升阳，补益中土，温养脾胃，凡中气不振，脾土虚弱，清气下陷者最宜。其效直达人之肤表肌肉，固护卫阳，充实表分，是其专长，所以表虚诸病，最为神剂。"就是说，黄芪具有温养脾胃、补气固表、利水退肿、托毒排脓等功效，特别适合体质虚弱的人使用。

黄芪在平日生活中颇为常见，喜欢养生的人对其并不陌生，经常用其或煲汤，或煮粥，或做菜，以达保健之目的。从黄芪蒸鸡、黄芪汤、黄芪粥到琳琅满目的保健品，都有它的身影。

陈永灿说：

黄芪在古代又被称为"王孙"，见于南北朝时期的名医甄权所作《药性论》中，可能与它花的形象有很大的关系。一阵微风吹来，看它羽臂轻摇，环珮摆动，好似一位风度翩翩、玉树临风的谦谦君子。民间流传着"常喝黄芪汤，防病保健康"的顺口溜，经常用黄芪煎汤或泡水代茶饮，也具有良好的防病保健作用。

· 黄芪蒸鸡 ·

材料· 生黄芪片30克，母鸡600克，盐、黄酒、葱、姜、胡椒粉各适量。

做法· 鸡宰杀后去毛、爪及内脏，洗净，入沸水锅内焯至皮伸，再用冷水冲洗净血沫，沥干；黄芪浸泡2小时左右，洗净后塞入鸡腹内。葱洗净切段，姜洗净切厚片；将鸡放入容器内，加入葱段、姜片、黄酒、盐、清水，用绵纸封口，上屉蒸1.5～2小时，取出加入胡椒粉调味。

本药膳具有益气升阳、养血补虚的功效。适合脾虚食少、乏力、气虚自汗、易患感冒，血虚眩晕、四肢麻木，中气下陷之久泻、脱肛，病后体虚及营养不良的人群食用。

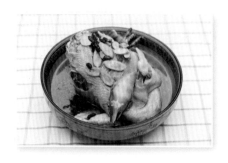

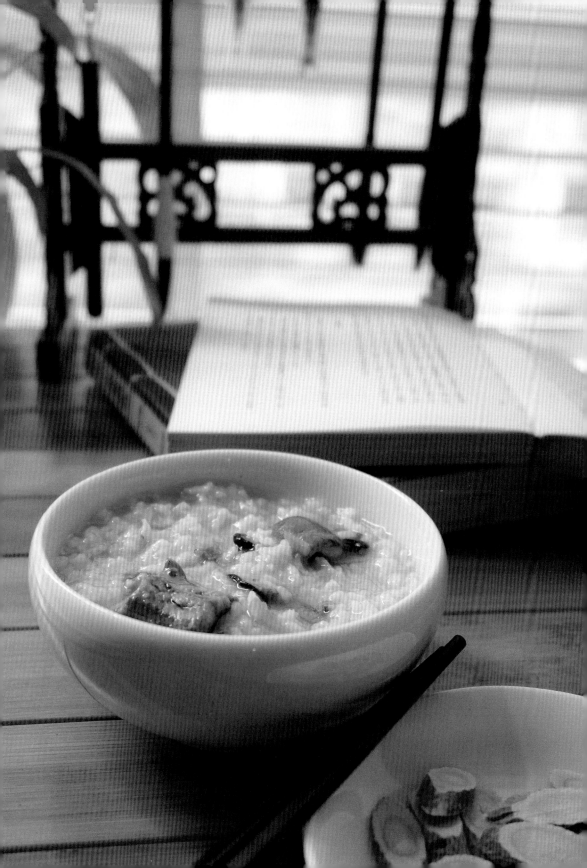

材料 · 黄芪 15 克，鳝鱼 150 克，粳米 150 克，料酒、葱末、姜末、盐各适量。

做法 · 黄芪洗净，鳝鱼去除内脏，去骨切段，用料酒腌制 10 分钟；粳米洗净，浸泡 1 小时；锅中加入适量水，放入黄芪煎煮 2 次，去渣留汁；将鳝鱼段、粳米、姜末、葱末放入药汁中，共同煮成粥，加入盐调味即可。

本药粥具有益气血、补肝肾的功效。适合气血亏虚引起头昏乏力、面色不华、食少纳差、痔疮出血等人群食用。对产后虚弱的女性所出现的多汗、乳汁不足等也有较好作用。

［黄芪鳝鱼粥·丹心·上海］

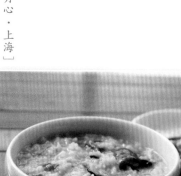
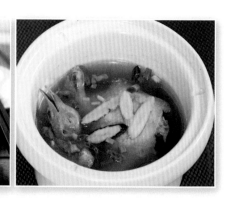

◦ 黄芪杞菊茶 ◦

材料 · 黄芪片 9 片，枸杞子 9 颗，菊花 6 朵。

做法 · 将上述材料放入茶壶中，冲入适量开水，加盖焖 5 分钟，即可品饮。

本药茶具有补气固表、养阴益精、平肝明目的功效。适合气虚乏力、面色萎黄、口渴内热、眼目昏花、头痛失眠的人群饮用。

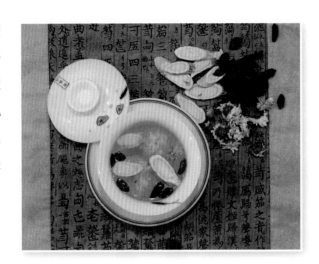

◦ 黄芪乳鸽汤 ◦

材料 · 黄芪 30 克，乳鸽 240 克，枸杞子 6 克，生姜 3 片，大葱 1 根，盐适量。

做法 · 将乳鸽洗净，然后用沸水汆烫、冲净，黄芪、枸杞子分别洗净，葱洗净切段备用；砂锅内加入适量清水，放入乳鸽、黄芪、枸杞子、生姜、葱段，大火煮沸后改为小火煲 1 小时，加盐调味。

本补汤具有益气养血、健脾补虚的功效。适合神疲乏力、纳食欠佳、面色不华的人群食用。

灵药出西山，服食采其根。

九蒸换凡骨，经著上世言。

候火起中夜，馨香满南轩。

斋居感众灵，药术启妙门。

自怀物外心，岂与俗士论。

终期脱印绶，永与天壤存。

——唐·韦应物《饵黄精》

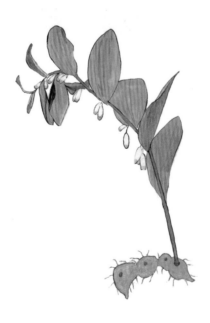

黄精·九蒸换凡骨·经著上世言

这首诗是描写诗人幻想在山野间采黄精、制黄精、食黄精的超然物外的生活。想象着，一位老翁，为了能够吃到九蒸九晒的黄精，先是去西山采挖，然后不眠不休地炮制，在关照火候时候，那浓浓的香气从锅中溢出，充满整个院子，沁人心脾。终于九制完成，黄精已由金黄变得黝黑发亮，无论从外貌和功效都已蜕却凡身，成就仙品。老翁在食用黄精的这些日子，眼前仿佛开启了另一扇奇妙的大门，怀着一颗超然物外的心，与那些庸俗的人一别两宽。但事实却是，官位在身，身不由己，只能希望早日辞官归乡，融入黄精生存的那片山林里生活。

黄精属百合科植物。三国魏人张揖《广雅》、西晋张华《博物志》、东晋葛洪《抱朴子》均记载"昔人以本品得坤土之气，获天地之精，故名"。黄精又叫野山姜，乃滋补佳品，与人参、灵芝、茯神并称为"四大仙药"。《博物志》中记载："太阳之草名黄精，食之可以长生。"所以黄精又有"太阳之草"之称。医药学家葛洪在《抱朴子·仙药》中亦讲过黄精"服之十年，乃可大得其益"，可见食用黄精对身体大有益处，虽不似长生不老那么夸张，但延年益寿总是可以的，古方中黄精饼、黄精膏、黄精丸、黄精片等都是延缓衰老的传统药膳。

中医学认为，黄精具有养阴润肺、补脾益气、滋肾填精的功效，尤其以补脾胃为最优，故黄精常被用于脾胃虚弱引起的食欲不振、面色萎黄、精神疲倦、少气无力等。诗中提到的九蒸九晒，是炮制黄精的一种方法，能够使黄精的补益之力更强。

陈永灿说：

黄精是中老年人较理想的补养之品。因为中老年人不仅阳气较弱，而且阴液多有不足。黄精其性平和，滋而不燥，作用缓慢，久服既补脾气又补脾阴，还有润肺生津、益肾补精的作用。

材料· 黄精 15 克，党参 9 克，猪肘 600 克，冰糖 120 克，大
枣 15 个，盐、料酒、葱、姜各适量。

做法· 黄精、党参泡软，切片，装入纱布袋，扎口；大枣洗净，
葱切段，姜切片。猪肘子刮洗干净，入沸水锅内焯去血
水，捞出洗净。冰糖 50 克，在炒锅内炒成深黄色糖汁。
将黄精、党参、大枣、葱、姜同放入砂锅中，加适量的
清水及调料，置于旺火上烧沸，撇去浮沫，将冰糖汁、
冰糖及大枣加入锅内，小火慢煨 2 小时，待肘子熟烂时，

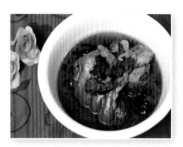

取出纱布袋，将肘、汤、大枣同时装入碗内
即成。

本药膳具有补中益气、健脾开胃、润肺止咳
的功效。适合脾胃虚弱、食欲不振、肺虚咳
嗽、体虚乏力、自汗盗汗的人群食用。

◆ 黄精蒸鸡 ◆

材料· 黄精 60 克，鸡 1 只，葱、姜、食盐、川椒、味精适量。

做法· 黄精洗净，泡软，切薄片；葱切段，姜切片。将鸡宰杀，
去毛及内脏，洗净，剁成 3 厘米见方的块。放入沸水锅
烫 3 分钟捞出，洗净血沫，装入汽锅内。加入黄精及
葱、姜、食盐、川椒、味精；盖好汽锅盖，上笼蒸 3 小
时即成。

本药膳具有益气补虚、健脾开胃的功效。适合食欲不振、
体倦乏力、精神疲惫、智力下降的人群食用。

· 黄精山药粥 ·

材料 · 黄精 30 克，党参 15 克，怀山药 30 克，粳米 120 克，冰糖适量。

做法 · 将黄精洗净，切片；党参洗净，切段；怀山药洗净，切块；粳米淘洗干净。锅中放入适量清水，加入黄精、党参，煎汤，去渣留汁。汤汁中加入粳米和怀山药，武火煮沸，转文火熬煮 30 分钟，加冰糖调味即可。

本药粥具有补气阴、健脾胃的功效。适合脾胃虚弱、神疲力乏、腰膝酸软、食欲不振、大便偏软的人群服用。

· 黄精牛肉汤 ·

材料 · 黄精 45 克，牛肉 300 克，生姜 3 片，食盐适量。

做法 · 牛肉洗净切块，黄精洗净；将牛肉、黄精、姜片一起放入砂锅内，加清水适量，大火煮沸后改小火煮 1 小时，加入食盐调味。

本补汤具有健脾益气、补虚润肠的功效。适合脾胃虚弱、气血不足、大便秘结的人群食用。

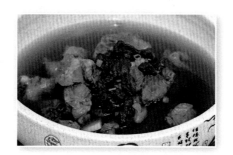

云旆萎蕤霞作裾，风静半天河有无。
同槃夜结合欢带，织女新嫁牵牛夫。
古今此会从容少，百合未谐甘草草。
预知仔细属明年，续断犹胜弓弩弦。

——宋·张扩《药名七夕行》

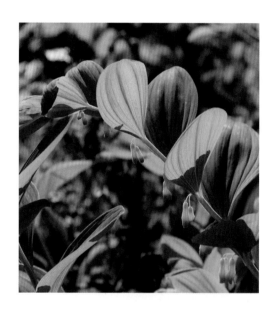

玉竹

云旆萎蕤霞作裾·风静半天河有无

这是一首描述牛郎织女在七夕相会的药名诗，诗中萎蕤即为玉竹，诗文中还蕴藏了合欢、牵牛（子）、从容（苁蓉）、百合、甘草、预知（子）、续断等一系列中药，以药名表达诗意，情真意切。全诗意为：有云纹图饰的大旗、七彩霞光的衣服气势非凡，静静地没有风时，就如天河似有若无般存在。牛郎织女同结连理为夫妻，从此以后相会次数很少，且为匆匆一见。他们想要再见，需等待明年的七夕，虽然只是每年短暂的相会，但也比离弦的弓箭有去无回好得多。全诗表达了牛郎织女相会的美好和满足之情，诗中饱含的深情感人肺腑。

　　玉竹又名女萎、萎蕤、玉参、铃铛菜、地节、尾参等，因其"根色如玉，茎节如竹"而得名，称之为"女萎"，是因其药性阴柔而质滋润，如女之委顺相随也。清代张秉成《本草便读》中载玉竹："补脾润肺可填阴，有金玉威仪之象。"描写了玉竹的形态及其功用，生动形象，概括全面。玉竹其根多节多须，就像是男子服饰璎珞下垂的样子，因而看起来颇具威仪，故得名"葳蕤"，亦是形容它的形象之美。

　　古人称玉竹平补而润，兼有除风热之功，故能驻颜润肤，祛病延年。玉竹补而不腻，不寒不燥，能补益五脏、滋养气血，常服玉竹可抗衰老，延年益寿。男女老少皆宜，其补益作用可与人参、黄芪相比。中医学认为玉竹具有养阴、润燥、除烦、止渴等功效，常常用于肺胃阴伤、燥热咳嗽、咽干口渴、内热消渴等。对女性而言，常食玉竹，或入膳、泡茶、浸酒，能够起到减肥、抗衰老及润肤美容的作用。据说玉竹常用于古代宫廷的美容方，《神农本草经》亦记载了玉竹的美容功效："久服去面黑皯，好颜色，润泽。"即久服玉竹可使津液充满，能够去面上之黑斑，使颜面肌肤润泽。

陈永灿说：

关于玉竹，还有一则小故事：相传唐代有一个宫女，因不堪忍受皇帝的蹂躏逃出皇宫，躲入深山老林之中。无食充饥，便采玉竹为食，久而久之，身体轻盈如燕，皮肤光洁似玉。后来宫女与一猎人相遇，结庐深山，生儿育女，到60岁才与丈夫、子女回到家乡。家乡父老见她依然是当年进宫时的青春容貌，惊叹不已。

◈ 玉竹核桃鱼肚 ◈

材料· 鲜玉竹30克，鱼肚240克，核桃仁15克，洋葱120克，料酒、葱、姜、盐、鸡精、植物油各适量。

做法· 玉竹用水洗净，浸泡一夜，切成薄片；将鱼肚用温水浸泡3小时，洗净，切段；核桃仁用植物油炸香，备用；洋葱洗净，切成丝，姜切片，葱切段。将炒锅置武火上烧热，加入植物油，烧至六成热时，下葱、姜爆香，随即下入鱼肚、玉竹、核桃仁、洋葱、盐、鸡精、料酒，炒熟即成。

本药膳具有补气养阴、增益智慧、润肠通便的功效。适合气阴两虚、病后体弱、气血不足、记忆力差、便秘等的人群食用。

微信扫码
配套验方特辑
名家养生讲堂
中医养生群友
诗词里的药材

· 玉竹茯苓饼 ·

材料 · 玉竹 21 克，茯苓 18 克，粳米粉 90 克，白糖适量。

做法 · 将玉竹、茯苓研成细粉；将粳米粉与玉竹茯苓粉、白糖放入盆中，加适量清水，调成糊状；开小火在平底锅上煎成薄饼即可。

本药点具有养阴生津、宁心安神的功效。适合阴液不足、夜寐不安、容易口干的人群食用。

· 玉竹麦冬糕 ·

材料 · 玉竹 30 克，麦冬 15 克，马蹄粉 600 克，白糖 180 克，猪油少许。

做法 · 玉竹研成细粉备用；麦冬煎成浓汁；将马蹄粉加白糖、清水、玉竹粉、麦冬浓汁拌匀，倒入模具，模具内抹少许猪油；放入笼屉蒸熟即成。

本药点具有养阴生津、清热化痰的功效。适合阴虚咳嗽、口干口渴等人群食用。

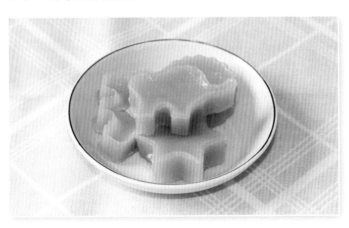

当归

山草旧曾呼远志 故人今又寄当归

声名少日畏人知，
老去行藏与愿违。

山草旧曾呼远志，
故人今又寄当归。

何人可觅安心法，
有客来观杜德机。

却笑使君那得似，
清江万顷白鸥飞。

——宋·辛弃疾
《瑞鹧鸪·京口病
中起，登连沧观偶
成》

这首词是辛弃疾在连沧观（今江苏镇江一处景点）游览时所作，词以"老去行藏与愿违"总起，以下分别承以药名、典故，曲言其处境和心态。结韵始应题，写登观所见，以白鸥飞为喻，表达归隐田园、自在忘机之愿。词中山草：即小草，与远志一药二名。药之根名"远志"，埋于土中为"处"，即谓隐居；药之叶名"小草"，长于土上为"出"，即谓出仕。其时风尚以隐居为高，称志尚高远。词人亦借以抒写"老去行藏与愿违"的处境和心态。当归：亦药草名，语意双关，谓故人劝其归隐。《吴志·太史慈传》："曹公闻其名，遗慈书，以箧封之；发省，无所道，但贮当归。"古人以当归喻归隐的诗句不胜枚举。

提到当归，总能被它的名字引发神思，令人心灵深处有所颤动，它似乎寄托着慈母思游子、深闺望远人的情感，"鸿雁不来，之子远行"，空留伊人翘首盼。而作为中药，当归最主要的功效是活血补血，是女子进补良药。

当归，也称乾归、山蕲、白蕲、文无，为伞形科植物当归的干燥根。味甘、辛，性温。具有补血活血、调经止痛、润肠通便之功效。常用于血虚萎黄，眩晕心悸，月经不调，经闭痛经，虚寒腹痛，风湿痹痛，跌仆损伤，痈疽疮疡，肠燥便秘。李时珍在《本草纲目》中说，"古人娶妻为嗣续也，当归调血为女人要药，为思夫之意，故有当归之名"。当归这个名字，正与唐诗"胡麻好种无人种，正是归时又不归"的意思相同。《本草正》云："当归，其味甘而重，故专能补血；其气轻而辛，故又能行血。补中有动，行中有补，诚血中之气药，亦血中之圣药也。"

当归是被人们最为熟知的中药之一，有"十方九归"之说。它不仅具有很好的药用价值，同时还有许多人喜欢将它入菜，制作成为药膳，不仅能够满足口腹之欲同时又起到了滋养身体的作用。

· 当归炖乳鸽 ·

材料 · 当归30克，乳鸽1只，党参30克，姜、葱、盐、胡椒粉、料酒各适量。

做法 · 将乳鸽宰杀后，去毛、内脏及爪；党参洗净，浸透，切段；当归洗净，浸透，切片；姜切片，葱切段。制备好上述材料后，同放炖锅内，加清水900毫升，置武火上烧沸，再用文火炖30分钟，收汁，加入盐、味精、胡椒粉，搅匀即成。

本药膳具有补气健脾、养血活血、补虚养颜的功效。适合气血两虚、失眠多梦、皮肤干燥的人群食用。

❖ 当归生姜羊肉汤 ❖

材料· 当归 15 克，羊肉 500 克，生姜 9 片，大葱 1 根，食盐适量。

做法· 将羊肉洗净切块，当归洗净，葱切段备用；将处理好的羊肉、当归、生姜和葱段一起放入高压锅中，加水烧开，煮 1 小时左右，加适量食盐调味。

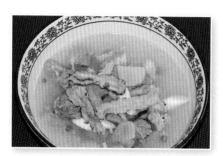

本补汤具有温中补虚、祛寒止痛的功效。适合脾胃虚寒、遇冷不适、手脚不温的人群食用。

陈永灿说：

如果女性出现月经不调或者是痛经的情况，那么服用当归生姜羊肉汤这道食谱具有较好的调养作用。女性产后虚弱也是可以服用这道食谱。另外，当归、生姜，还有羊肉，可以混合在一起服用。蒸煮之后，不仅令当归的药效完美地融入羊肉及汤之中，同时三种食材都有很好的温补作用，能够将当归的药效发挥到最大。此汤适合秋冬食用。

微信扫码
配套验方特辑
名家养生讲堂
中医养生群友
诗词里的药材

当归养生酒

材料·当归 60 克，菊花 30 克，龙眼肉 45 克，枸杞子 120 克，白酒 2 400 毫升。

做法·将以上各药洗净，晾干，置于干净容器内，加入白酒，密封，浸泡 2 周，即可取澄清酒液饮用。

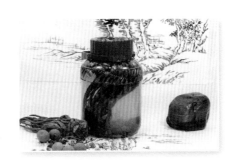

本药酒具有补益肝肾、滋养精血的功效。适合精亏血虚、视物昏花、寐眠不安、健忘心悸的人群适量饮用。

当归红花粥

材料·当归 12 克，西红花 6 克，糯米 120 克，红糖适量。

做法·将当归、西红花洗净；糯米淘洗干净，放入水中浸泡 2 小时。锅中倒入适量水，放入西红花、当归煎汤，去渣取汁，放入糯米熬煮成粥，加入红糖调味即可。

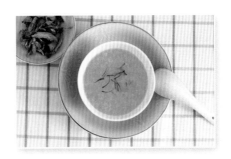

本药粥具有养血补血、活血化瘀的功效。适合血虚瘀滞、面色晦暗、舌有瘀点的人群食用。

天麻

延年不复老 飞身混烟霞

仙客饵赤箭，其根乃天麻。
延年不复老，飞身混烟霞。

文升蚤得道，山下多灵芽。
世士所购求，金玉如泥沙。

吾昔负羸疾，衰龄畏风邪。
筋骨困连卷，跳偏竟何嗟。

履道知我欲，囊封寄山家。
呼奴为煮食，惜已鬓毛华。

——宋·沈辽《谢履道天麻》

　　本诗乃作者为表达对友人寄送天麻的感激之情而书，同时也描写了自己已经年老体衰，内心颇为感慨：隐士仙人们常以赤箭为食，它的根就是平日人们所见的天麻，食之可以轻身延年，是一味稀有难得的养生保健佳品。天麻多生长于山下林中的空地，世间之人不惜重金来寻求购买。老夫向来身体羸弱，如今年事已高，颇畏贼风，浑身筋骨困倦不堪，路上行走有所不稳。远方的友人履道深知我的心思，将天麻包装好了寄于家中。我收到之后，便招呼侍者将其煎煮成汤，以之为食，可惜我早已两鬓斑白，不知这天麻能否有所助益呢？

　　诗中所讲的天麻可以息风止痉，《神农本草经》中又叫做"赤箭""离母"，说其"久服益气力，长阴肥健"。作者的友人知道其素体羸弱，有畏风之疾，所以寄来天麻以望其可以长养身体，祛除风邪。它历来被认为是"天赐良药"，味道甘美，药性平和，是老百姓日常生活中常见的保健食材之一。有些喜欢旅游的人，到了天麻的产地，总会想方设法购买一些天麻带回家，自家用或者送给亲戚朋友，作为养生保健的补品使用。明代李时珍认为"补益上药，天麻为第一。世人只用之治风，良可惜也"，作为"补益第一药"，如果只是用其"息风止痉"之治风的功效，而忽视了其养生保健的作用，未免有些可惜了。

中医学认为，天麻具有息风定惊、平肝潜阳、祛风通络的功效，可治眩晕眼黑、头风头痛、肢体麻木、半身不遂、语言謇涩、小儿惊痫动风等症。

陈永灿说：

在古代，因为天麻功效神奇且不容易得到，人们将其称作"神药"。有人赋诗曰："深山天麻真是奇，神仙播种地下生，果实成熟见其踪，凡人无法能栽种。"天麻生活习性特殊，"无根无叶"形状奇特，无叶则自身不能进行"光合作用"制造养分来养活自己，无根则自身不靠从土壤中吸收养分，这也是人们把它视为"神药"的一个原因吧。

◆ 天麻鳝鱼粥 ◆

材料 · 天麻9克，鳝鱼150克，山药30克，粳米150克，姜、麻油、盐、料酒少许。

做法 · 鳝鱼洗净，切块，用料酒腌制15分钟；天麻、山药洗净，切薄片；姜洗净，切丝；粳米淘洗干净。将鳝鱼块和天麻、山药、粳米一同放入锅中，加适量水，慢火熬煮成粥，待粥将成时，放入姜丝、麻油、盐调味即可。

本药粥具有平肝健脾、祛风养血的功效。适合肝旺脾虚、风邪留滞引起的眩晕、手麻及周围性面神经麻痹的病后调养。

◆ 天麻蒸鸡蛋 ◆

材料 · 天麻 6 克，鸡蛋 1 个。

做法 · 先将天麻洗净，晾干，磨成细粉。取个头较大的鸡蛋，在鸡蛋一头开一小孔，灌入天麻粉，用浸湿的宣纸贴住鸡蛋上的小孔，将孔向上放入蒸笼内，把鸡蛋蒸熟，去壳食用鸡蛋和天麻粉即可。可以早晚各服食 1 次。

本药膳具有益气力、强筋骨、补虚损的功效。适合体虚乏力、腰膝酸软、脱肛、子宫脱垂的人群食用。

[天麻蒸鸡蛋·董亚丹·常州]

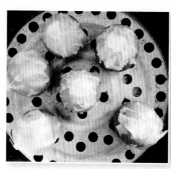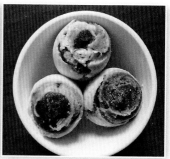

◆ 天麻鱼头汤 ◆

材料 · 天麻 15 克，草鱼头 1 个，红枣 6 枚，生姜 3 片，料酒、食盐适量。

做法 · 草鱼头洗净，斩成两块；天麻、红枣、生姜洗净备用；用酒、盐腌草鱼头，放油锅略煎一下；汤煲内放水，待水烧开后，将所有材料放入，慢火煲 1 小时，放盐调味。

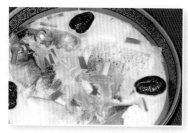

本补汤具有健脑益智、安神助眠的功效。适合记忆不好、睡眠欠佳的人群食用。

天麻健脑酒

材料· 天麻 90 克，枸杞子 90 克，黄芪 90 克，党参 90 克，山
　　　萸肉 90 克，茯苓 90 克，白糖 600 克，白酒 3 000 毫升。

做法· 将以上 6 种材料置于干净容器内，倒入白酒，密封，浸
　　　泡 2 周。启封后，过滤，弃药渣，加入白糖，使之溶解
　　　后即可饮用。

本药酒具有益气养阴、健脑益智、宁心安神的功效。适
合气阴不足、神经衰弱、记忆减退、夜寐不安的人群适
量饮用。

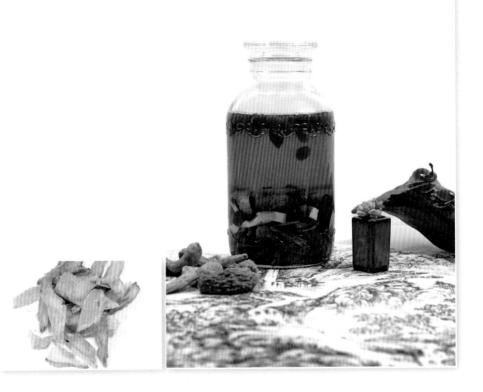

病与衰期每强扶，鸡壅桔梗亦时须。

空花根蒂难寻摘，梦境烟尘费扫除。

眷域药囊真妄有，轩辕经匮或元无。

北窗枕上春风暖，漫读毗耶数卷书。

——宋·王安石《北窗》

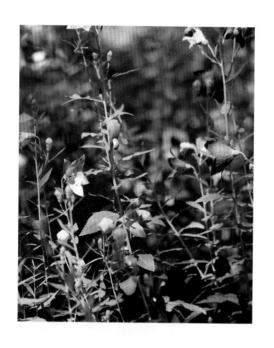

桔梗

病与衰期每强扶·鸡壅桔梗亦时须

这首诗是作者晚年养病时所作，大意是：我晚年倾向于清心寡欲，而非"春风又绿江南岸"的仕进之选，每当疾患与衰微之时，病弱的身体只能勉强支撑，芡实（鸡雍）与桔梗才是此时必需，对我的病情有益。桔梗花（空花）和它的根蒂真的很难寻觅、采摘，梦境之中的烦恼又如烟尘般需要费力清除。我不知神医良药是真实抑或虚妄，《黄帝内经》与《金匮要略》或许原本没有记载似我这样的病症。我只能安然卧于病榻，吹着暖意拂面的春风，随意诵读着数卷《维摩诘经》，也算能够聊以慰藉。诗人提到既可果腹又能治病的桔梗，有益于他的病症，但当时很难寻觅。

有一部曾经很火的电视剧《大长今》，桔梗在这部剧里面是一味"明星"中药。在朝鲜语里，桔梗被称作"道拉基"，花朵含苞待放时如僧帽，也像极了鼓鼓的小包袱，花开似铃铛，更像蓝色的星星，所以又有包袱花、僧帽花、铃铛花等别称。

作为中药，桔梗辛散苦泄，擅长宣肺气、化痰浊，缓解胸部憋闷不适感，对于外感咳嗽痰多的情况非常适合，无论寒痰、热痰皆可应用。《名医别录》里记载，桔梗可以消食开胃、补养气血，对咽喉痛有很好的治疗作用。《得配本草》言其"行表达窍，开提气血，能载诸药上浮，以消郁结。治痰壅喘促，鼻塞，肺痈，干咳，目赤，喉痹咽痛，齿痛口疮，胸膈刺痛，腹痛肠鸣"。可见其不仅可以治痰，还可以消解郁结。

桔梗是药食两用品种，市场常见桔梗食用形式为腌制和非腌制两种，桔梗泡菜就是典型的腌制产品，桔梗拌菜则是非腌制的代表。桔梗根白质脆，甚是爽口，除了腌制或做凉菜，拿它来煮粥也是不错的选择。

下面介绍几种常见的膳食做法，请在有经验的中医师指导下使用。

据中医临床经典著作《伤寒论》和《金匮要略》记载，桔梗可以治疗"咽痛"和"肺痈"，可见，桔梗作为食材，尚有较高的药用价值，对于咽痰不爽者，辨证适量食用可起到一定的缓解之效。

❖ 桔梗凉拌菜 ❖

材料· 干桔梗 180 克，白芝麻、辣椒油、醋、糖、蒜、盐、麻油适量。

做法· 干桔梗加水浸泡一夜，将泡发桔梗用刀拍烂（易入味），用清水冲洗两次，攥干水分。然后加入盐、糖、醋、蒜末、白芝麻，倒入辣椒油，搅拌均匀，用保鲜膜封好，静待 15 分钟稍入味即可。

本药膳具有宽胸下气、利咽消肿、祛痰镇咳的功效。适合咳嗽有痰、咽喉肿痛的人群食用，特别是用嗓过度者尤宜。咽喉肿痛者、用嗓过度者需注意酌减辛辣刺激调味品，以清淡为佳。

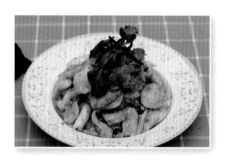

· 桔梗炖白肺 ·

材料 · 桔梗 24 克，西洋参 12 克，甜杏仁 6 克，猪肺 1 个，姜
3 片，盐适量。

做法 · 将猪肺洗净，备用。锅中加适量水，放入桔梗、西洋参、
甜杏仁、猪肺，武火煮沸，改文火慢炖 3 ~ 4 小时，加
盐少许即成。

本药膳具有补气虚、治久咳、化痰兼润肺的功效。适合
气虚阴亏、咳喘、虚热烦倦、内热消渴、口燥咽干、潮
热盗汗的人群食用。

· 桔梗陈皮粥 ·

材料 · 干桔梗 30 克，陈皮 15 克，小米 120 克，冰糖适量。

做法 · 将桔梗泡软，洗净，切薄片；陈皮去白（橘络），洗净，
切细丝；大米淘洗干净；将大米、陈皮、桔梗同时放入
锅内，加入适量水，武火煮沸，去浮沫，转文火炖煮 30
分钟，加入冰糖调味，待其溶化即可。

此药粥具有理气健
脾、利咽止咳的功
效。适合咳嗽有痰、
咽痛音哑、脘腹胀
满的人群食用。

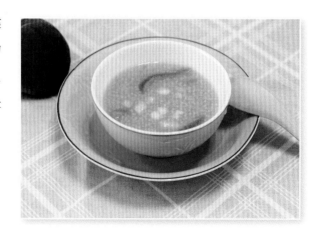

肉苁蓉

一枕清风闻格磔
半瓶香雪浸苁蓉

殊乡春色不曾浓，
才力新兼病思慵。
一枕清风闻格磔，
半瓶香雪浸苁蓉。

——元·王逢《园馆杂书二首·其二》

诗人在诗中描绘了异乡的春色并不浓郁，因能力尚可，新兼任了官职，但病情又使其慵惰。枕着随之吹来的清风，听着动听的鸟鸣，看着那半瓶清香美酒，还浸泡着肉苁蓉，那是诗人治病的良药啊。肉苁蓉它没有根，没有叶子，只有美丽的花朵。若有一天，你走到沙漠里，在梭梭树的下面看到一支支粉红色或紫红色的鲜花，不要认为这是普通的花朵，这就是肉苁蓉。

肉苁蓉又名大芸、金笋、黑司命等，有"沙漠人参"之称，历史上就曾被西域各地作为上贡朝廷的珍品。李时珍在《本草纲目》中解释肉苁蓉名字的由来时提到"此物补而不峻，故有从容之号。从容，和缓之貌"，就是说肉苁蓉甘而性温，咸而质润，具有补阳而不燥，补阴而不腻的特点，正因为它补性和缓，从容不迫，才有苁蓉（从容）之称，又因其鲜品有如肉质，故苁蓉前冠以"肉"字。

中医学认为肉苁蓉有温肾壮阳、强身健骨、润肠通便的功效，对腰膝酸软、阳痿早泄、神经衰弱、女子不育、经血不调、肠燥便秘等有很好的疗效。如明代中药著作《神农本草经疏》言其为"滋补肾精之要药，久服肥健而轻身"。《本草汇言》记载："肉苁蓉，养命门，滋肾气，补精血之要药也。"《药性论》中也记载肉苁蓉具有"益髓，悦颜色，延年"的功效，可见肉苁蓉在益智、美容和养生方面也有很好的作用。

陈永灿说：

肉苁蓉作为药食两用的佳品，自古就在民间被广泛食用。清代沈青崖《陕西通志》中载："肉苁蓉，陕西州郡多有之，西人多用作食品。"人们常用肉苁蓉和羊肉、羊肾等搭配做羹煲汤，不仅美味可口，而且有着很好的增力解乏作用，可谓一举双得。

· 苁蓉仔鸡 ·

材料· 肉苁蓉 15 克，仔鸡 300 克，枸杞子 9 克，姜、盐、鸡精、糖各适量。

做法· 将仔鸡洗净斩块，焯水，捞出冲净血沫；将枸杞子、肉苁蓉除去杂质，洗净浸泡，姜切片，备用。取净锅上火，加入少量清水，将姜片、肉苁蓉、仔鸡块下锅，大火烧开后转小火炖 30 分钟，然后放入枸杞子，再炖 10 分钟即成。

本药膳具有温肾补阳、滋阴养血的功效。适合血虚劳损、倦怠乏力、头晕眼花、视物不清的人群食用。

· 苁蓉大虾 ·

材料· 大虾 300 克，肉苁蓉 15 克，葱、姜、料酒、盐各适量。

做法· 将肉苁蓉泡软切片，葱洗净切断，姜切片，备用。将大虾洗净，剪去虾须、虾脚，挑出沙包、沙线。锅内加清水，加入肉苁蓉大火煮开，然后转小火煮约 20 分钟。放入葱段、姜片、料酒、盐，下入大虾煮至熟透，捞出肉苁蓉、虾摆入盘内即成。

本药膳具有补肾助阳、益精养血、润肠通便的功效。适

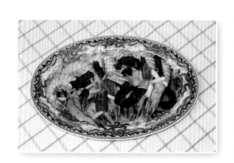

合肾虚阳痿、遗精早泄、腰膝酸软、肠燥便秘的人群食用。本药膳色泽美观，虾肉鲜嫩，咸鲜清爽，营养滋补。

· 苁蓉羊肉羹 ·

材料· 肉苁蓉 30 克，羊肉 300 克，生姜 3 片，大葱 1 根，淀粉、食盐适量。

做法· 将各食材分别洗净，羊肉切块，大葱切段；砂锅里放入适量清水，把羊肉、肉苁蓉、姜片、葱段一起放入锅内，大火煮开后改小火炖约 1 小时，淀粉勾芡，加入食盐调味。

本补汤具有温肾壮阳、益精润肠的功效。适合四肢不温、腰膝无力、大便干结的人群食用。

山骨裁方斛，江珍拾浅滩。

清池上几案，碎月落杯盘。

老去怀三友，平生困一箪。

坚姿聊自儆，秀色亦堪餐。

好去髯卿舍，凭将道眼看。

东坡最后供，霜雪照人寒。

——宋·苏轼《寄怪石石斛与鲁元翰》

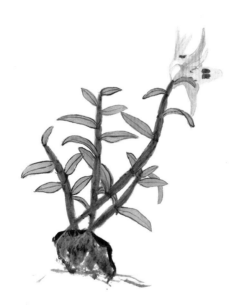

　　这首诗是苏轼和鲁元翰的友情见证，既表达了诗人寄情山水、旷达闲适的自在之情，又将正气凛然、志向高远的豪情气概交织在一起，表现出诗人的高尚情操。诗中"方斛"即石斛。全诗的意思是：诗人从山中怪石上裁剪下石斛，将它栽植到江边浅滩顺手偶得的怪石上。浇灌一汪清水来滋养石斛，并将它搁置在案桌上欣赏，月光洒落在怪石下的石池中，水波荡漾，波光粼粼。岁月渐渐老去，诗人十分怀念老友，他一生较为困顿，生活亦是清贫。但他并没有消沉，而是寄情石草，栽培石斛，欣赏怪石的坚硬姿态，聊以自醒；石斛花色秀丽，堪能作餐。这盆栽石草将被送到朋友鲁元翰家舍，请他用慧眼观看。这是诗人东坡居士最后清供的，鲁元翰是了解他的，诗人就算傲立霜雪中，亦不畏严寒，斗志昂扬。

　　石斛又名林兰、杜兰、金钗花、悬竹等，既是临床常用的滋补中药，也是家喻户晓的保健佳品，其品种繁多，较为常见的有金钗石斛、霍山石斛、鼓槌石斛、铁皮石斛等。人们认识食用石斛的历史源远流长，早在《神农本草经》中就将其列为上品，并谓其："主伤中，除痹，下气，补五脏虚劳羸瘦，强阴。久服厚肠胃，轻身延年。"唐代开元年间的道家经典《道藏》把其列为中华九大仙草之首。石斛中的铁皮石斛被誉为"滋阴圣品"，因其具有良好的药用食用功效，在古今众多传说中则有"救命仙草""还魂草"之称，如铁皮石斛是韩愈的救命草、文成公主的嫁妆等。《神农本草经疏》中记载石斛："主伤中，除痹，下气，补五藏虚劳羸瘦，强阴益精，补内绝不足……久服厚肠胃，轻身延年。"《日华子本草》中亦称其"治虚损劳弱，壮筋骨，暖水脏，益智，平胃气，逐虚邪"。中医学认为，石斛性微寒、味甘，具有滋阴清热、润肺养胃、强筋健骨的功效，主治热病伤津、口干烦渴、胃痛干呕、咳嗽少痰等症。

陈永灿说:

除了苏轼,宋代洪咨夔亦有《石斛》诗一首,它写石斛,却不从石斛本身写起,而是借它物从侧面写起。"蚱蜢髀多节,蜜蜂脾有香。藓痕分螺砢,兰颖聚琳琅。"表面上写的是"蚱蜢的大腿有多节,蜜蜂肚子里藏着蜜香",这里用以比喻石斛身材娇小形似蚱蜢、腿有节。有人认为写的是霍山石斛,多生长在悬崖峭壁、崖石缝隙间和参天古树上,茎中汁液犹如蜂蜜多香。"藓痕分螺砢,兰颖聚琳琅",说青色的苔藓长在了螺蛳壳上,石斛花草聚如斑斓美玉。"药谱知曾有,诗题得未尝。瓦盆风弄晚,彼拂一襟凉。"说明作者早就从书本中知道了石斛的功效,但是从来没有真正看到和品尝过。所以诗人就在瓦盆里种下了石斛,直到晚风吹来阵阵凉意。

· 石斛鲜汁饮 ·

材料 · 鲜铁皮石斛 120 克,蜂蜜适量。

做法 · 先将鲜铁皮石斛洗净,剪切成小段,放入榨汁机中,加入适量纯净水或开水,榨汁,过滤后,加入适量蜂蜜调味,即可品饮。石斛渣可煮茶饮用或直接嚼碎吞食。

本药茶具有养阴清热、润燥通便的功效。适合阴虚潮热、咽干口燥、大便秘结的人群饮用。

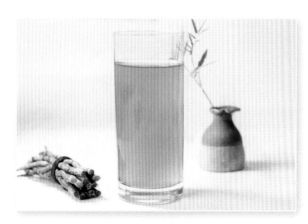

石斛绿豆糕

材料· 石斛粉 15 克，糯米粉 450 克，绿豆 450 克，白糖适量。

做法· 先将绿豆煮熟焖烂，制成绿豆沙，加入石斛粉、白糖做成馅料，备用；将糯米粉加入适量温水调制，和成米粉团，静置 10 分钟，搓成长条，分成大小均匀的剂子；将剂子揉搓成圆球状，包入馅料，放入蒸笼，大火蒸 20 分钟左右即可。

本药点具有养阴生津、清热解毒的功效。适合阴亏、夏暑口干、口疮、咽痛、大便偏干等人群食用。

石斛参杞酒

材料· 铁皮石斛 60 克，党参 60 克，枸杞子 90 克，莲子 60 克，白酒 1 500 毫升。

做法· 将石斛、枸杞子、党参、莲子洗净，晾干，置容器中，加入白酒，密封，浸泡 2 周后，即可取澄清酒液饮用。

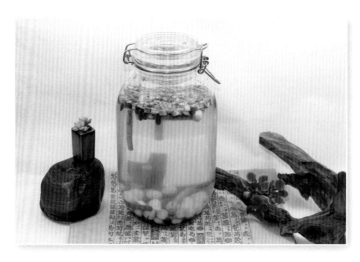

本药酒具有益气生津、养阴安神的功效。适合神疲、口干、心悸健忘、失眠多梦的人群适量饮用。

薄荷

寂淡花无色
虚凉药有神

神农取辛苦，
病客爱清新。

寂淡花无色，
虚凉药有神。

烦心侵冰雪，
眩目失埃尘。

自是芝兰臭，
非同草木春。

——宋·彭汝砺
《薄荷》

　　这是一首借咏薄荷而抒发自我心性的诗作。诗中写道：薄荷性味辛苦，旅居在外的疲惫之人很喜欢这份清新的气息。虽然薄荷花寂静地开着，其花色淡雅、不妖艳，但薄荷这一味清凉平常之品药效十分灵验。若心中烦热之时用一些薄荷，如同冰雪一般沁人心脾，眼花眩晕时选用一些则如瞬间去除了蒙眼的尘埃，眼睛立刻恢复清明。诗人自认为薄荷有着芝兰的气味，而不与一般草木争春色。整首诗是诗人的自喻，诗人比喻自己就像薄荷，有着独特的气味和用途，却不与百花争春。

　　薄荷，虽然没有牡丹的华贵，也没有杜鹃的美丽，但是它清新的绿色是活力、生命力的象征，细细慢慢地嗅，淡雅而独特的芳香沁人心脾，可以解人烦忧，让人保持清醒。薄荷又名银丹草，幼嫩的茎尖可作菜食，全草又能入药。

　　薄荷清香怡人，气香无毒，《本草纲目》记载："薄荷辛能发散，凉能清利，专于消风散热。"中医学认为，薄荷有解热毒、散风热、疏肝郁、清头目、利咽喉等功效。《新修本草》将薄荷列于菜部，称"亦堪生食"。现在薄荷亦常被用于菜肴、糕点和饮料制作，为食疗常用之品。《食医心镜》中提到薄荷的食用方法很多，可以和豆豉一起煮汤，泡在酒里饮用，或者饮茶的时候用生薄荷当茶点嚼着吃，这样对身体很有好处。近代还用鲜薄荷茎经蒸馏而得之芳香油，处方多称"薄荷冰"或"薄荷霜"，功用与薄荷近似。现在的许多清咽润喉的药物或食品中也大多含有薄荷成分。

除了食用，薄荷外用另有妙处，夏天如果身上生了痱子、小疮疖，或者被蚊虫叮咬等，用新鲜薄荷捣碎后敷在患处，便会痒痛尽除，顿感清凉舒适。

陈永灿说：

薄荷的主要食用部位为茎和叶，也可以榨汁服用。薄荷花可酿蜜，其蜜蜜色深，具有较强的特殊薄荷气味。薄荷能让小猫醉醺醺，其独特的清凉芳香却能助人提神醒脑，这是植物的神奇，也是大自然的美妙。薄荷味的糖果、茶饮、点心等深受人们的喜爱，尤其是在炎热湿闷的夏季，薄荷的清冽气息，好似一股清泉从唇齿之间沁入心脾，一扫心中烦热，怎一个"爽"字了得！

微信扫码
配套验方特辑
名家养生讲堂
中医养生群友
诗词里的药材

薄荷龙井茶

材料 · 新鲜薄荷叶 6 片，龙井茶 3 克。

做法 · 将薄荷叶与龙井茶一同放入玻璃杯中，开水冲泡，等待 3 分钟，即可品饮。

本药茶具有提神解郁、润喉止咳的功效。适合精神紧张、咽喉不适、神疲乏力的人群饮用。

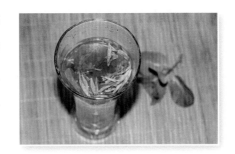

薄荷玫瑰茶

材料 · 新鲜薄荷叶 6 片，玫瑰花 6 朵。

做法 · 将薄荷叶与玫瑰花一同放入玻璃杯中，开水冲泡，等待 3 分钟，即可品饮。

本药茶具有清热利咽、疏肝解郁、美容养颜的作用。适合咽喉不利、肝气不舒、内分泌失调的女性人群饮用。

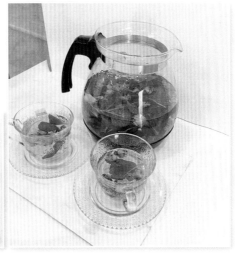

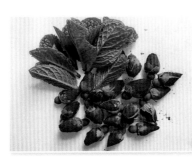

◆ 薄荷鸡丝 ◆

材料·鲜薄荷 120 克，鸡胸肉 150 克，胡萝卜 60 克，洋葱、杏仁、米醋、糖、生抽、香油各适量。

做法·将胡萝卜洗净切成丝，洋葱切丝，薄荷叶洗净撕成小片，杏仁切碎，备用。鸡胸肉洗净后，放入锅中，加姜片，煮 30 分钟，煮的过程中将浮沫撇出；煮至鸡肉快熟时，将胡萝卜丝倒入，一起煮约 3 分钟后关火。将煮好的鸡肉和胡萝卜丝分别捞出来。待鸡肉稍凉，将肉撕成丝，然后将洋葱丝、薄荷叶、胡萝卜丝和杏仁碎与鸡丝混合，撒上调料拌匀即可。

本药膳具有清火解暑、解郁疏肝的功效。适合夏季容易中暑、咽喉疼痛、心情不畅、易上火体质的人群食用。

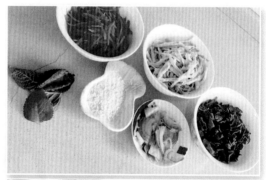

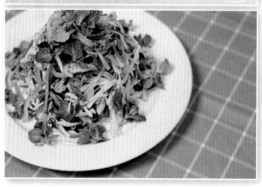

［薄荷鸡丝·晏子·新加坡］

薄荷鸡尾酒

材料 · 鲜薄荷 15 克，蜜渍柠檬 1 片，鸡尾酒 1 瓶，冰块适量。

做法 · 先将薄荷用温水洗净，绞汁，倒入玻璃杯中，加入蜜渍柠檬、冰块，缓缓倒入鸡尾酒即可饮用。

本药酒具有解郁消胀、清利头目的功效。适合压力过大、消化不良、食后腹胀、暑季头昏的人群适量饮用。

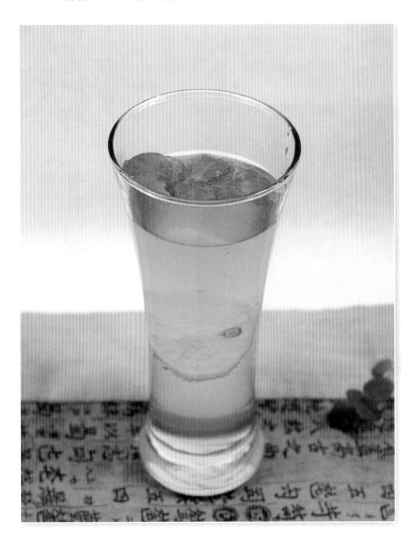

秋色忽已改，旅程殊未央。

水云含变态，山雨送凄凉。

杳杳青枫暮，菲菲白芷香。

多才悲宋屈，摇落近沧浪。

——宋·刘敞《始秋二首·其二》

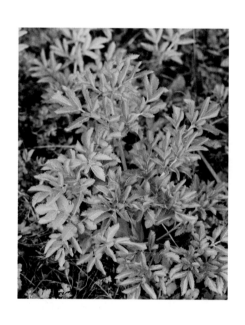

白芷

杳杳青枫暮·菲菲白芷香

这首诗写出了诗人漂泊旅途，不知归处，又遇秋天的悲凉之景。一个阴霾落雨的午后，身边的景物随着秋天的深入而变得大不相同了，然而旅途却仍然没有到达终点，甚至不知归处在哪里。天上的乌云变换着不同的形态，山间的雨水更是带着那浓浓的凄凉之感扑面而来。不远处苍翠的枫树昏昏暗暗，而生长着茂盛白芷的山脚下，花瓣被雨水打落，但仍能闻到白芷的香味，这或许是唯一可以疏解苦闷心情的味道吧。此情此景，让人想起多才的诗人屈原和宋玉悲惨的命运，黯然神伤，他们如同这白芷花落在雨中，生命凋零在了那滚滚的江水中。

白芷，因其香气浓郁，故又被称为香白芷。多生于林下、溪旁、灌丛、山谷草地等，主产于四川、浙江等地，春生叶，相对婆娑，紫色，阔三指许，花白微黄，入伏后结籽，立秋后苗枯。白芷的香气悠远，古人多喜欢佩戴在身上。所谓的"香草美人"，其中的"香草"即指白芷。唐代诗人陆龟蒙曾说："白芷也，香草美人，得以比之君子。定情属思，聊为赋元。"白芷是日常生活中煮肉煲汤常用的香料之一。此外，白芷还可以作为佐料加入各种药膳中，吃出美味。

白芷是一种传统的药食两用中药，可以用于治疗感冒和鼻炎，对于牙痛和头痛也有一定疗效。白芷还是妇女喜欢的中药之一，很多妇科病都可以求助于白芷，如妇女的白带异常等。《神农本草经》记载其主治："女人漏下赤白，血闭阴肿，寒热，风头侵目泪出。"中医学认为，白芷味辛、性温，功可解表散寒、祛风通窍、燥湿止带、消肿排脓、活血止痛，常用于头痛、牙痛、鼻渊、肠风痔漏、赤白带下、痈疽疮疡、皮肤瘙痒等。

陈永灿说：

白芷可以祛湿、生肌和活血，有很好的养颜美容之功，《神农本草经》中言其"长肌肤，润泽，可作面脂"，《日华子本草》说其可以"去面䵟疵瘢"，即可以使面部皮肤变得水润有光泽，祛除面部黑斑，古代美容面膜"七白散"中就有白芷的身影。

· 芷香乳鸽 ·

材料· 乳鸽 2 只，白芷 9 克，枸杞子 6 克，姜 3 片，盐、料酒、黄糖、酱油各适量。

做法· 将乳鸽洗干净，切块，用料酒在锅里稍微翻炒一下，加入清水，没过鸽肉；将白芷、枸杞子、姜加入，大火将水煮开，再加入盐、糖和酱油，放点料酒。然后转慢火焖煮半个小时，等到鸽肉已上色，就可以大火收汁，然后关火即成。

本药膳具有滋肾益气、养血祛风的功效。适合身体虚弱、女性血虚、经闭等人群食用。嫩嫩的鸽子肉，飘着一股白芷的香气，点缀红红的枸杞子，色香味俱全，岂不美哉。

· 白芷羊肉 ·

材料 · 白芷 18 克，白羊肉 480 克，胡萝卜 180 克，料酒、姜、盐、胡椒粉、葱、味精各适量。

做法 · 先将白芷用清水浸泡一晚，切成薄片备用；姜切片，葱切段，羊肉洗净，切成块，用姜、葱、料酒腌一会儿；胡萝卜切成块。将羊肉、白芷、胡萝卜、姜、葱、料酒同放炖锅内，加水 2 400 毫升，大火烧开，再用小火炖煮 35 分钟，加入盐、味精，撒上胡椒粉调好味即成。

本药膳具有温中散寒、益气补虚的功效。适合气血虚弱、虚寒体质的人群食用。

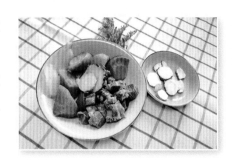

· 白芷花胶汤 ·

材料 · 白芷 15 克，花胶（即鱼肚）300 克，生姜 3 片，葱 1 根，料酒、食盐、香油适量。

做法 · 将花胶洗净，切长条，葱切段；将白芷、花胶、料酒、姜、葱一同放入炖锅内，加适量清水，武火烧沸后，用文火炖煮 30 分钟，加入盐、香油调味。

本补汤具有润泽肌肤、养颜美容的功效。适合面色不华、肌肤不润的人群食用。

紫苏

未妨无暑药
熟水紫苏香

解语莺能巧，
交飞蝶许狂。

苔纹深碧毯，
榴靥竞红妆。

粗已成幽圃，
犹当筑小堂。

未妨无暑药，
熟水紫苏香。

——宋·方回《次韵志归十首》

　　这首诗描写了一幅意境悠远的闲居生活画面，院子里鸟鸣婉转悠扬，花丛中蝶舞翩翩，青苔将小路装点成碧绿的地毯，石榴花竞相开放，像淡妆浓抹总相宜的女子一般，园圃的大体样貌已经落成，还准备建造一处小草堂。闲居在此处，无需担心没有防暑的必备药材，院子里的紫苏拿来煮一煮，芳香四溢，代茶饮用，暑气不侵。好一幅闲情逸致、随性且悠然的生活画面。可见，在古代紫苏为随手可得的中药，院子里就可种植，方便取用。而且说明了紫苏的一个功效——祛暑，古人将它作为防暑之品。

　　在很多人家的花园中，经常可以看到一种植物，它颜色淡紫，气味芳香，全身都是宝，这就是诗中提到的紫苏。紫苏在我国有近2000年的应用历史了，它从头到脚都有特殊的芳香，全身都是宝。叶叫"苏叶"，是解表除风的要药；茎叫"苏梗"，有理气宽中、止痛安胎的功效；籽叫"苏子"，可化痰降气、平喘润肠；全草入药，叫"全苏"，为治疗胃肠型感冒的常用药。《名医别录》中谓紫苏"主下气，除寒中"，能够行气宽中，温胃止呕；《本草纲目》中说紫苏叶"解肌发表，散风寒，行气宽中，消痰利肺，和血，温中，止痛，定喘，安胎，解鱼蟹毒，治蛇犬伤"。

　　紫苏为药食两用的佳品。紫苏叶可用于烹制各种菜肴，如紫苏炒田螺、苏盐贴饼、紫苏百合炒羊肉等。另外，在南方地区，于泡菜坛子里放入紫苏叶或紫苏梗，可以防止泡菜液中产生病菌，让泡菜更加香醇。作为药食俱佳的寻常之物，餐桌上时常能见到紫苏的身影，如紫苏饺子、炸紫苏叶、紫苏煲汤等等，不一而足，在我国湛江吴川地区，常将紫苏叶作为调味品广泛使用。

陈永灿说：

紫苏叶片呈卵形，叶面呈紫红色，具有独特的芳香气味。相传它色紫，服用后能使人腹中舒服，曾被叫"紫舒"。《本草纲目》中记载："苏从酥，音酥，舒畅也。苏性舒畅，行气和血，故谓之苏。"紫苏佐鱼蟹食用时，可以解鱼蟹毒，有报道称紫苏叶茶对于海鲜过敏有一定干预作用。

·紫苏乌龙茶·

材料· 紫苏叶 6 片，乌龙茶叶 3 克，红糖适量。

做法· 将紫苏叶、乌龙茶叶投入壶中，放入适量红糖，冲入适量开水，加盖焖 5 分钟，即可品饮。

本药茶具有解表散寒、行气开胃的功效。适合鼻塞流涕、畏寒怕冷、全身酸痛、呕恶纳呆的人群饮用。

◆ 紫苏炒田螺 ◆

材料· 田螺 300 克，紫苏叶 150 克，沙茶酱、蒜蓉、豆豉、盐、油各适量。

做法· 先把紫苏叶择去杂物，用清水洗净备用；田螺用清水养一夜，吐净泥沙，洗净备用。把锅烧热，倒入油，把蒜茸、紫苏叶、沙茶酱、豆豉等倒入锅中，爆香。加入田螺不停翻炒，溅入滚水，用精盐调味，炒至熟透。勾芡，加麻油和匀上碟。

本药膳具有行气和胃、利水消肿的功效。适合食欲不振、消化不良、轻微水肿、小便不畅的人群食用。田螺的肉质细嫩，味道鲜美，营养价值高，有"盘中明珠"的美称。田螺寒凉，紫苏辛温，两者做膳，恰到好处。

◆ 紫苏花鲢汤 ◆

材料· 花鲢 1 条，紫苏叶 15 克，生姜 6 片，大葱 1 根，料酒、食盐适量。

做法· 紫苏叶洗净，大葱洗净切段；花鲢去鳞和内脏，洗净，放入烧热的油锅中，煎至两面微黄；加入适量热水，将姜片、葱段、料酒一起放入锅中，大火烧开后改小火，慢炖 1 小时，出锅前 3 分钟加入紫苏叶，最后加入食盐调味。

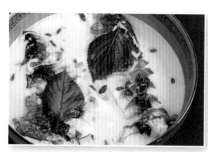

本补汤具有醒脾开胃、益气养血的功效。适合脾胃虚弱、食欲不振、气血不足的人群食用。

紫苏杏仁姜枣粥

材料 · 紫苏叶 9 克，甜杏仁 6 克，生姜 6 克，大枣 15 克，粳米 150 克。

做法 · 紫苏叶、生姜洗净，杏仁捣碎，大枣逐枚掰开、去核，粳米浸泡 1 小时。紫苏叶、生姜加水煎煮，去渣留汁。粳米、大枣放入汤汁中，加水共煮成粥，放入碎杏仁搅拌均匀即可。

本粥具有疏风止咳的功效。适合头痛鼻塞、咳嗽有痰、食欲不振等人群食用。

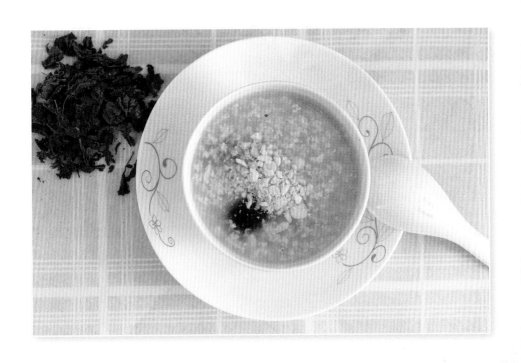

灵根茂永夏，幽磴罗深丛。

晶华发鲜泽，叶实分青红。

搜寻犯晨露，采摘勤村童。

藉以烟笋篛，贮之霜筤笼。

——宋·王安石《覆盆子》

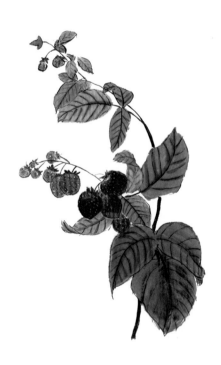

覆盆子·晶华发鲜泽·叶实分青红

这首诗描写的是覆盆子的生长样貌。覆盆子生长在野外，根系繁茂，盘踞在幽静的树林丛间。清晨之时，露水还在枝叶之间，红色的果实点缀绿叶，绿叶团团衬托着红果，阳光穿过了树林的间隙，露珠显得更加光亮。果实收获的时节到了，村里的孩童们在林间开心地摘着覆盆子。一篮一篮的覆盆子，是自然的馈赠，孩童们嬉笑奔走，相互打闹，乡村小路上，飘着一股淡淡的覆盆子的清香。诗人通过描写覆盆子，表达自己对美好田园生活的向往。

覆盆子，又可称之为"蓬蘽""插田泡""刺藨""树莓"等。早在《神农本草经》中就有记载："蓬蘽，味酸平。主安五脏，益精气……久服轻身不老。一名覆盆。"并将其列为上品。关于覆盆子名字的由来，有两种说法。一是从其形状，其果实由数个小果聚合而成，呈圆锥球形，形又似小盆状，而得其名；二是从其功效，宋代寇宗奭在《本草衍义》中记载其"益肾脏，缩小便，服之当覆其溺器，如此取名"。覆盆子是较为常见的食材，状如草莓，柔嫩多汁，可以直接当水果吃，也可以做成覆盆子蛋糕、覆盆子果酱等。

历代很多中医古籍均有对覆盆子的记载。如《本草通玄》云其"强肾而无燥热之偏，固精而无凝涩之害，金玉之品也"。《本草求真》中记载服用覆盆子："阴痿能强，肌肤能泽，脏腑能和，须发不白，女子服之多孕。"中医学认为，覆盆子甘酸而温，禀中和之性，为平补肝肾之要药，具有益肾固精、补肝明目、起阳痿、缩小便的功效，可用于治疗肾虚阳痿、遗精早泄、小便频数、小儿遗尿等病症，还能够美容养颜，乌须黑发，滋补强身。这小小的果实，蕴含的能量却这么大！

陈永灿说：

唐代医家孟诜在《食疗本草》中对覆盆子的考证可谓详细深入：农历五月的时候，在麦田中采得的覆盆子是最好的。鲜嫩的果实要在骄阳的曝晒下浓缩精华才可被方便贮存；如果遇到雨天，果实就会腐烂，无法收存。江东一带十月间出产一种叫做悬钩子的果实，与覆盆子相比个头稍小，形状也不同，但气味相同。孟诜认为，北方不产悬钩子，南方又没有覆盆子。这是因为地域不同，果实成熟时节不同的缘故。覆盆子、悬钩子虽然是不同的植物，但功效是相似的。孟诜将其收入《食疗本草》是对它补养功效的肯定。

覆盆牡蛎汤

材料 · 覆盆子 15 克，生牡蛎肉 150 克，生姜 6 片，大葱 1 根，料酒、盐适量。

做法 · 牡蛎肉洗净沥水，覆盆子洗净，大葱洗净切段；锅内加入适量清水，大火煮开后，放入覆盆子煮 15 分钟，加入牡蛎肉、姜片、葱段、料酒，汆烫 3 分钟左右，加盐调味。

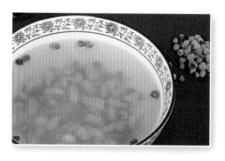

本补汤具有滋阴补虚、养血涩精的功效。适合身体偏弱、容易疲劳、腰酸乏力、夜尿较多的人群食用。

覆盆子煲猪肚

材料 · 覆盆子干 30 克，鲜白果 9 克，猪肚 150 克，盐适量。

做法 · 将覆盆子洗净；白果洗净，炒熟去壳；猪肚洗净，切成
小块。然后将覆盆子、白果、猪肚放入锅内，加入适量
清水煮熟，加入盐调味即成。

本药膳具有补肝肾、缩小便、止咳喘、益脾胃的功效。
适合夜尿多、遗尿、咳嗽、厌食、消化不良的人群食用。

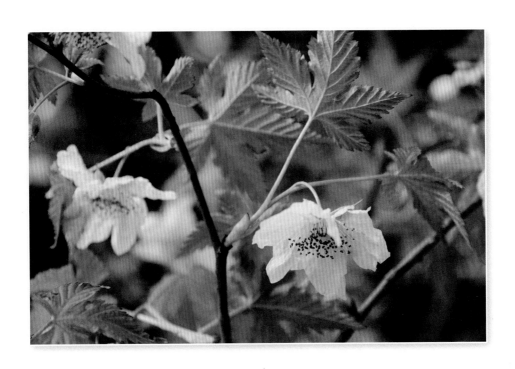

覆盆子酿造酒

材料· 新鲜覆盆子 1 500 克，白砂糖 300 克，甜酒曲 6 克。

做法· 选择饱满红亮的覆盆子，冲洗干净，用盐水浸泡约 10 分钟，捞出冲洗干净，晾干水分；取经过消毒处理的干洁玻璃瓶，放入覆盆子（瓶装七分满），用消毒过的木棍将覆盆子捣碎，加入酒曲及一半白砂糖搅拌均匀，盖上盖子（不能塞紧，要留有缝隙）；将瓶子放在温暖的避光处发酵，每天用木棍搅拌 2 次。2 天后加入另一半白砂糖，搅拌均匀，继续发酵 1 周。用消毒过的纱布过滤，去渣，将滤出的酒液继续装入玻璃瓶中发酵、沉淀，待酒液澄清 1 周后即可饮用。

本药酒具有滋补肝肾的功效。适合肝肾亏虚、遗尿、尿频、阳痿、早泄、腰膝酸软的人群适量饮用。

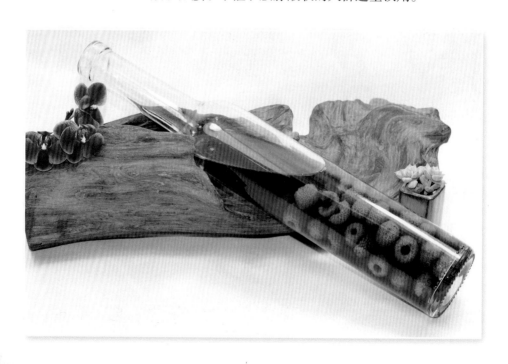

·覆盆子果酱蛋糕·

材料· 覆盆子（果酱）60克，枸杞子15颗，低筋面粉120克，黄油60克，细砂糖60克，鸡蛋3个，鲜奶30毫升。

做法· 黄油软化，加入细砂糖搅拌均匀，倒入面粉，面粉中间留出一个洞，加入鲜奶、蛋液；充分搅拌，摆好蛋糕纸杯，纸杯中舀入一半面糊，中间压一个凹形，放入一小匙覆盆子果酱和一粒枸杞子，再舀入一半面糊，尽量将果酱和枸杞子包裹严实；烤箱预热180℃10分钟，将烤盘放入，烘烤25分钟即可。

本药点具有益肾固精、养肝明目的功效。适合目暗不明、眼睛干涩的人群食用。

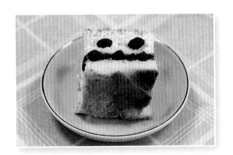

葛根

黄葛生洛溪

黄花自绵幂

黄葛生洛溪，黄花自绵幂。
青烟万条长，缭绕几百尺。
闺人费素手，采缉作绤绉。
缝为绝国衣，远寄日南客。
苍梧大火落，暑服莫轻掷。
此物虽过时，是妾手中迹。

——唐·李白《黄葛篇》

诗人说，黄葛生于洛溪之边，开着密密麻麻的黄花。那一条条长长的青色藤蔓如青烟一般，缠绕方圆几百尺的地方。妇人们用纤纤玉手，去采下那葛藤，即使令手生老茧，依然要把它搓成一根根葛线，织成葛布。将这些葛布缝制成万里衣，让人带给那远在日南郡边疆守卫、心中牵挂的人。当南方气候极热之时，这件可以避暑清凉的衣服不要随便丢掉。葛衣虽然已经过时了，但是看到它却能够想起远在家乡思念着自己的爱人，这是她亲手缝制的啊。

葛根的原植物，习称野葛，其茎、叶、花、果、根均可入药。葛根别名甘葛、干葛、粉葛等，营养丰富，素有"江南人参"之美称。不论对于男人、女人、儿童或老年人，用葛根保健都是非常好的选择。历史上不少隐士、高僧，时常采挖山中葛根磨粉煮食，都得以高寿。相传，葛根最早是被东晋著名医学家葛洪发现的，其弟子炼丹时染丹毒，躯体出现红疹等症状，葛洪试用多种草药均不见效。一天夜里，他梦见三清道祖为他指点迷津："此山深处长有一青藤，根如白茹，渣似丝麻，榨出的白液，清透中略带甘甜，可解丹毒。"次日，葛洪果然找到青藤根，其弟子得救。山下人按葛洪的指点，上山采挖青藤清凉解毒，食用充饥。因青藤为葛洪发现，故被命名为"葛"，而葛的根部则被称为"葛根"。

中医学认为，葛根性凉，味甘、辛，有解肌退热、发表透疹、生津止渴、升阳止泻的功效。适用于外感发热头痛、颈背强痛、口渴、麻疹不透、热痢、泄泻、糖尿病、高血压等病症。如《神农本草经》云其"主消渴，身大热，呕吐，诸痹，起阴气，解诸毒"。《本草纲目》认为其可以"止渴，排毒，利大小便，解酒，去烦热"。此外，《食疗本草》中还记载："葛根，蒸食之，解酒毒。其粉亦甚妙。"说明葛根能够减轻过量饮酒导致的各种不适，将其打成粉，用开水调食，亦有此功效，而且还是一种美味。

陈永灿说：

葛的藤条可以纺线织布做衣裳，上列李白的诗就述及此事。其花可以入药，具有解酒的功效；其根可以食用亦可药用，真是浑身都是宝。葛根在中国大部分地区都有出产，在古代，葛根被列入"官药"，曾被当成贡品进贡给帝王将相食用。《本草经疏》记载："葛根，解散阳明温病热邪要药也，故主消渴、身大热、热雍胸膈作呕吐。"消渴与现代的糖尿病类似，可见葛根对糖尿病有一定的疗效。

· 葛粉炒肉 ·

材料 · 葛粉 60 克，瘦猪肉 300 克，油、盐、味精、辣椒各适量。

做法 · 葛粉加入水，搅拌均匀，成稀糊状。向不粘锅中倒入调好的面糊，铺一层，晃动面糊，使均匀摊开，小火加热，待面糊凝固后取出。锅稍微凉一下，再接着摊剩余的葛粉糊，全部做好，取出晾凉。然后将做好的葛粉薄饼切成条状备用。将肉切成丝，备用。锅用大火烧热，加入油，倒入肉丝爆炒一下，然后加入切好的葛粉条及味精、盐、辣椒，翻炒至熟，调匀装盘而成。

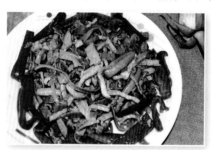

本药膳具有滋阴润燥、生津止渴、清热除烦的功效。适合阴虚内热、皮肤干燥、口渴多饮、糖尿病、头痛的人群食用。

· 葛根薄荷粥 ·

材料 · 葛根 15 克，薄荷 12 克，金银花 12 克，粳米 120 克，蜂蜜 6 勺。

做法 · 葛根洗净，稍敲成碎块，与金银花、薄荷一同煎汤，去渣取汁；粳米淘洗干净，放入汤汁中武火煮沸，转文火继续熬煮成粥，关火，晾至粥温热时，调入蜂蜜食用即可。

本药粥具有清热解毒的功效。适合时有口腔溃疡、口干咽燥、咽喉肿痛的人群食用。

◆ 葛根竹叶茶 ◆

材料 · 葛根6克，淡竹叶1克，玫瑰花6朵。

做法 · 将葛根放入玻璃杯中，先用少量冷纯净水泡5分钟，保留冷水，再放入玫瑰花、淡竹叶，冲入开水，静待5分钟，即可品饮。

本药茶具有生津止渴、清心除烦、疏肝解郁的功效。适合头晕、颈项酸痛、口渴多饮、心烦失眠、情志不舒的人群饮用。

◆ 葛根红枣糕 ◆

材料 · 葛根240克，红枣120克，红糖适量。

做法 · 葛根研细，粉碎成葛粉；红枣泡水，洗净，去核，加入红糖水，煮软；将枣泥和枣皮分离，枣泥倒入搅拌机搅拌均匀；将葛粉、红枣水、枣泥合在一起搅拌均匀，过两次筛子，去除枣皮；制成葛粉红枣浆后，一层层倒入锅里蒸，底层熟了再倒一层，倒入前均需先搅匀，避免沉淀；蒸好切糕即成。

本药点具有生津止渴、健脾、补血的功效，适合脾胃气血不足之神疲力乏、口干、大便易溏的人群食用。

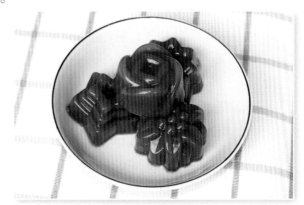

决明子

服食治目眚 吾将采掇之

黄花隐绿叶，
雨过仍离披。

不为杜老叹，
未是凉风时。

服食治目眚，
吾将采掇之。

不须更买药，
园丁是医师。

——明·吴宽《决明》

诗人写道：农历八月，决明子开花了，朵朵黄色的小花在绿叶中相映成趣，夏秋的雨水拍打花草，雨过后花朵纷纷垂下了头。待到秋风吹起，决明子也将由青变黄，可以采摘了。决明子清肝明目，可以治疗视物不清等眼疾，服食决明子就不需要再去买药，花园里就有良医好药啊！这首诗描写了决明子从开花到成熟，以及作者吴宽自摘自用决明子的生活场景，弥漫着闲适的生活气息。

决明子，别名甚多，如草决明、羊明、马蹄决明、假绿豆、马蹄子、夜拉子等，以颗粒均匀饱满、颜色黄褐者为佳。《本草图经》中记载："决明子，生龙门川泽，今处处有之，人家园圃所莳。"说明古代平常百姓家已经开始种植决明子了。决明子带有淡淡的青草香味，很多人喜欢把采摘来的决明子晒干，放在枕头里面，这种清淡舒雅的气味能够宁心安神。

中医学认为，决明子味苦、甘、咸，性微寒，具有清肝明目的功效，历来被推崇为治疗眼科疾病的良药。《神农本草经》将决明子列为"上品"，记载其"主青盲，目淫，肤赤白膜，眼赤痛，泪出，久服益精光"。《药性论》说决明子"常可作菜食之。又除肝家热，朝朝取一匙，挪令净，空心吞之，百日见夜光"。《药性论》言其"利五脏，除肝家热"。可见其治疗由肝火引起的眼疾效果较好。这也是"决明"之名的来历，能够让眼睛"冲破黑暗，重见光明"。凡是由肝火上冲、风热上壅所致的目赤肿痛、羞明多泪、青盲内障、头晕目眩等病症均可用其治疗。相传，有一名老秀才不到六十岁的时候患了眼病，走路还得挂手杖，人称"瞎秀才"。偶得决明子泡茶后，他的眼疾痊愈，到了八十多岁眼睛仍十分清明，故赋诗"愚翁八十目不瞑，日数蝇头夜点星，并非生得好眼力，只缘常年饮决明"。

陈永灿说：

决明子颗粒紧实饱满，棕黄明亮，清澈透香，滋味醇厚，入口生香。从古至今，决明子在食疗方面应用广泛，它不仅可以泡茶、泡酒、熬粥，还可以做保健枕头。孙思邈《千金翼方》中说其"久服益精光，轻身"，决明子的明目减肥之效由来已久。

· 决明子山楂茶 ·

材料 · 决明子 3 克，山楂 6 片。

做法 · 先将决明子用小火炒香，候凉，与山楂片一起置于玻璃杯中，用开水冲泡，加盖焖 5 分钟，即可品饮。

本药茶具有清肝明目、健脾开胃、润肠通便的功效。适合眼睛干涩、纳谷不香、大便干结的人群饮用。

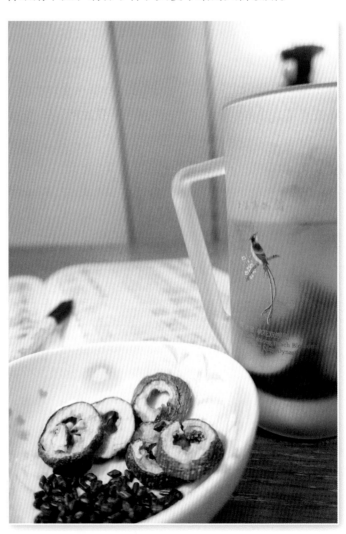

[决明子山楂茶江小青·南京]

◈ 决明子绞股蓝茶 ◈

材料 · 决明子 3 克，绞股蓝 3 克。

做法 · 先将决明子用小火炒香，候凉，与绞股蓝一起置于壶中，冲入开水，加盖焖 5 分钟，即可品饮。

本药茶具有清肝明目、润肠通便、降脂减肥的功效。适合视物模糊、眼睛干涩、大便干结、高脂血症、身体肥胖的人群饮用。

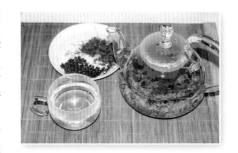

◈ 决明子菊花粥 ◈

材料 · 决明子 15 克，白菊花 9 克，粳米 120 克，冰糖适量。

做法 · 决明子放入砂锅中，炒至微有香气，取出，待凉后与白菊花一起放入锅中，加水煎汤，去渣取汁，放入粳米熬煮成粥，加适量冰糖，继续煮一二沸即可。

本药粥具有清肝明目润肠的功效。适合眼目干涩、眵多流泪、大便干结的人群食用。

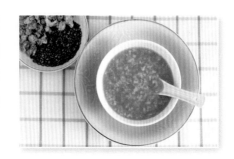

益智仁

涩精补肾休忘用
开胃温中可速求

岭南益智遍山丘，
子向英华库内收。

知岁久传禾可卜，
赠人更见粽堪投。

涩精补肾休忘用，
开胃温中可速求。

却喜火中能益土，
古人进食必先周。

——清·赵瑾叔
《本草诗》

　　清代赵瑾叔写过不少关于药物的本草诗，本诗即是关于益智仁的。益智仁主要产于海南、广东、广西等岭南地区。《本草图经》中有记载：益智子如笔头，而两头尖长，得天地之英华也；其花为长穗，而分为三节，观其上中下节，可以用来占卜早中晚稻子收成之丰凶。破去核，取外皮蜜煮为粽馅，味极美，即名益智粽，有涩精补肾、开胃温中的功效。

　　关于益智仁，有两个有趣故事。据传，南朝宋的开国皇帝刘裕当年在灭燕南之战时，占据岭南的卢循、徐道覆趁其领兵在外，起兵进攻江州，由于当时"朝廷新定，未暇征讨"，朝廷便趁势授卢循为广州刺史，以徐道覆为始兴相。卢循为人诡谲，派人送给刘裕一篓"益智粽"（暗指刘裕应益智补脑）；刘裕灵机一动，便回赠卢循一大坛"继命汤"（意思是暂且留你一命，日后再收拾你）。诗文中的益智"粽"也暗含这一故事。益智仁还有一个名字叫"状元果"。相传，有个员外老来得子，可是儿子从小体弱多病，呆滞木讷，各地名医都束手无策。后来，有位老道为其指点，深山中有一种"仙果"可以治疗。员外亲自去山中采来后，让儿子食用，结果不仅治好了儿子的病，儿子还变得非常聪明，后来考中了状元。

中医学认为，益智仁能补肾壮阳，固精缩尿，温脾止泄，悦色延年，提高记忆力，而且"久服轻身"，如《开宝本草》中说其"治遗精虚漏……益气安神，补不足，安三焦，调诸气"，功效卓著，是一味补肾防衰良药。

陈永灿说：

"雨余想见药苗肥，薯蓣堪羹杞可斋。老贼何须投益智，先生只要买当归。"此诗为宋代杨万里在游历友人喻叔奇的宅园时所作二十六首诗中的第十五首，以园子里的药畦为主题进行描写：一场大雨过后，药田里的药苗得到了甘霖的滋润，苗壮成长，其中的山药、枸杞之类已经可以采收做羹煲汤了。人老了，年纪大了，何必一定要在田地里种益智呢？这时，只要当归就足矣。此两句借中药里的"益智""当归"，表达了作者急流勇退、适时归隐的想法。

· 益智羊肉汤 ·

材料· 益智仁 12 克，羊肉 300 克，生姜 3 片，大葱 1 根，淀粉、食盐适量。

做法· 将各食材分别洗净，羊肉切块，大葱切段；砂锅里放入适量清水，把羊肉、益智仁、姜片、葱段一起放入锅内，大火煮开后改小火炖约 1 小时，淀粉勾芡，加入食盐调味。

本补汤具有温补脾肾、壮腰缩尿的功效。适合身体怕冷、四肢不温、腰膝无力、小便频繁的人群食用。

· 益智老鸭汤 ·

材料 · 益智仁 12 克，老鸭 1 只，桂圆干 6 个，大枣 6 枚，生姜 6 片，大葱 1 根，食盐适量。

做法 · 将各食材洗净，老鸭切成块，葱切丝备用；大火烧热炒锅，不放油，放入鸭块、姜片和葱丝翻炒，至鸭肉水分收干，没有鸭腥味，关火盛出；将炒过的鸭块放入炖锅中，倒入水没过鸭块，煮沸后捞出鸭块，将水倒掉；炖锅中再次加入热水，将煮过的鸭块放入锅中，大火煮开，放入益智仁、桂圆干、大枣，改小火炖约 1 小时，加入食盐调味。

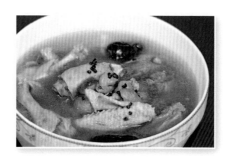

本补汤具有温脾止泻、益气养血的功效。适合体质虚弱、气血不足、大便偏稀的人群食用。

· 益智仁芡实粥 ·

材料 · 益智仁 9 克，芡实 15 克，粳米 150 克。

做法 · 将益智仁、芡实，研为粉末；粳米淘洗干净，放入锅中，加入适量水，武火煮沸，转文火熬煮成粥。待九分熟时拌入益智仁、芡实粉，搅拌均匀，稍煮即可。

本药粥具温肾助阳、固精收涩的功效。适合肾虚不固引起遗精、遗尿、夜尿频多的人群食用。

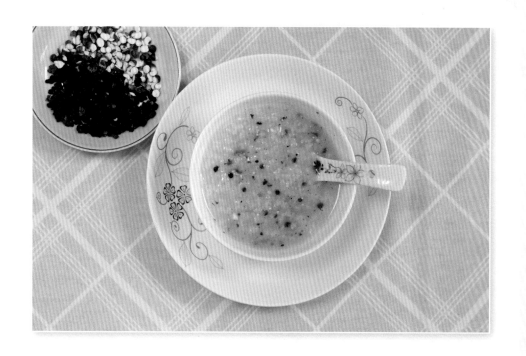

· 益智仁牛肉粥 ·

材料 · 益智仁 9 克，白术 12 克，牛肉 150 克，粳米 150 克，葱
段、姜片、盐各适量。

做法 · 益智仁、白术洗净；牛肉切成末；粳米淘洗干净，浸泡
1 小时；锅中加入适量水，放入益智仁、白术煎煮，去
渣留汁；牛肉末、葱段、姜片放入汤汁中煮沸，捞出葱
段、姜片，加入粳米，共煮成粥。最后加入食盐调味
即可。

本药粥具有健脾益气、补中和胃的功效。适合脾胃虚寒
引起口泛清水、脘腹冷痛、食少纳差、大便溏泻的人群
食用。

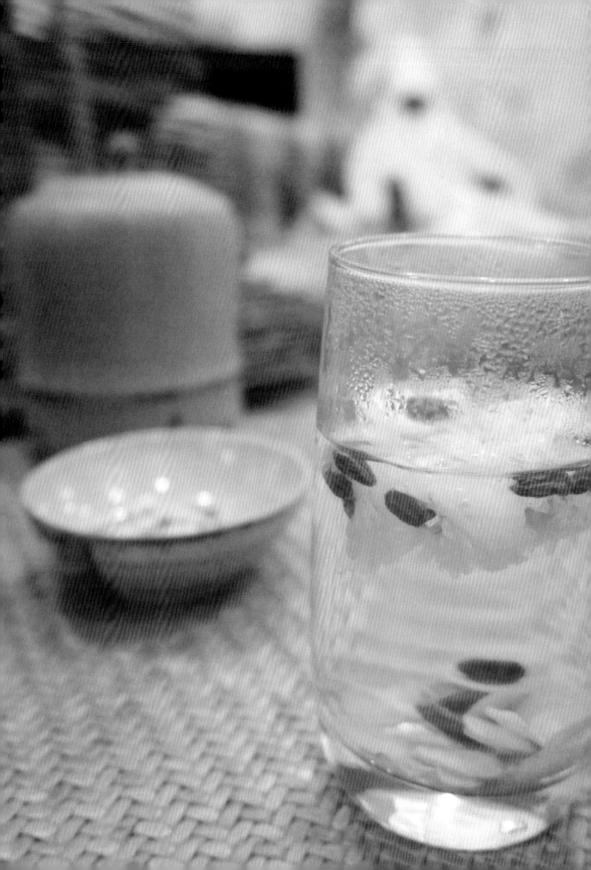

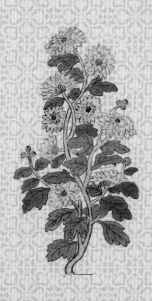

花
HUABU
部

取其气清
有补阴养目之功

疏篱半掩，轻风斜飐，浓香几点。

药阑边，才绽。盈盈紫艳，粉蛾匀睡脸。

频呼小玉私搴取。提笼去，小摘盈阶雨。

扑幽芬。沿藓痕，缤纷。刺兜金缕裙。

——清·陈维崧《河传·玫瑰》

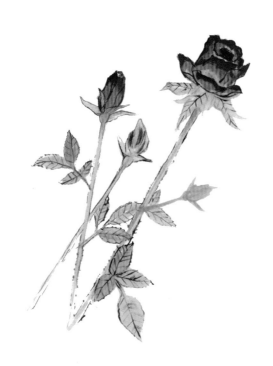

玫瑰花·盈盈紫艳·粉蛾匀睡脸

整首词描写玫瑰绽放时的芬芳美艳，令人陶醉。那个稀疏的篱笆门半遮半掩，清风吹过，微微晃动，浓浓的香气一阵阵随风飘来，定睛一看，在那花栏边正有一朵朵玫瑰花刚刚绽开，欲遮还羞。那晶莹的紫色多么艳丽，如粉蛾醒后犹带睡意的面庞。催促着小玉一起去采摘几朵。提着竹笼过去，随意摘取，花瓣落满台阶如下雨般。扑面而来的幽幽的芬芳令人陶醉。沿着苔藓的痕迹寻去，杂乱的花瓣铺满地，仿佛给这带刺的玫瑰穿上了一件金缕裙一般。

　　玫瑰花在我国已有上千年的栽培历史，西汉以前在西安附近已有栽培。每到情人节、妇女节、母亲节，收到玫瑰鲜花，总会让你身边的她会心微笑，心情如花朵般美丽。作为"花中贵族"，玫瑰花不仅可以观赏，也被智慧的老百姓们用于制作药膳。人们闻着花香会觉得心旷神怡，渐渐也摸索出了玫瑰花的食用和药用价值，比如花瓣可以制成玫瑰酒、玫瑰馅饼、玫瑰糖浆，干制可以泡茶，花蕾可以入药，用途甚是广泛。玫瑰花内服、外用皆可，随着现代提炼技术的发展，出现了很多玫瑰花的加工产品，玫瑰提炼的精油一时有"液体黄金"的美称。

　　中医学认为，玫瑰花味甘、微苦，性温，具有理气解郁、活血散瘀和调经止痛等功效。对于肝郁气滞所致的色斑，常伴有精神抑郁、烦躁易怒、食欲不振、胁肋不舒等症状，使用玫瑰花能帮助改善上述症状。用它制成的玫瑰酒、玫瑰露、玫瑰酱，可以清热消火、美容养颜，这在《随息居饮食谱》中便有记载："玫瑰花，甘辛温。调中，活血，舒郁结，辟秽，和肝。蒸露熏茶，糖收作馅，浸油泽发，粉悦颜，酿酒亦佳。"此外，玫瑰花的药性温和，能够温养人的心肝血脉，舒发体内郁气，可以缓解工作压力，目前许多女性借助芳香疗法调节心理，消除身体疲惫，玫瑰花正是这种疗法常用的药物。

陈永灿说：

"玫瑰"一词原意是指红色美玉，俗语云"物以稀为贵"，所以玫瑰花又有"花中皇后"之称，与美玉十分相配。一方面，玫瑰花可供观赏，将玫瑰花作为礼物送与友人，不同颜色的玫瑰花代表着不同的含义，比如红玫瑰代表热情真爱、白玫瑰代表纯洁天真、蓝玫瑰代表敦厚善良等，以此来表达不同的情感。另一方面，玫瑰花是不可多得的药食两用佳品，《本草正义》中的分析比较精辟："玫瑰花，香气最浓，清而不浊，和而不猛，柔肝醒胃，流气活血，宣通窒滞而绝无辛温刚燥之弊，断推气分药之中最有捷效而最为驯良者，芳香诸品，殆无其匹。"对于容易心情不好、多愁善感的人来说，体内的气血流畅程度可能会受到一些影响，以玫瑰花作为食料对其较合适。

· 玫瑰黄金豆腐 ·

材料 · 鲜玫瑰花1朵，嫩豆腐1块，鸡蛋1个，面粉、白糖、淀粉、青椒丝各适量。

做法 · 将豆腐块沾上干淀粉，挂上蛋糊，下油锅炸至金黄色，捞出沥油；炒勺内放少许清水，下入白糖搅炒，使其化开起大泡，放入炸好的豆腐块翻炒几下。再放入鲜玫瑰丝及青椒丝，见糖发白时盛入盘内，撒上白糖即成。

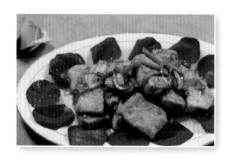

本药膳具有益气和胃、活血散瘀的功效。适用有胃痛、精神焦虑、面部色斑、胁肋不舒等症状的人群食用。

· 玫瑰花蜜饮 ·

材料 · 干玫瑰花9朵，蜂蜜适量。

做法 · 将玫瑰花放入玻璃杯中，注入开水，等待5分钟左右，水温合适时，加入蜂蜜调味，即可品饮。

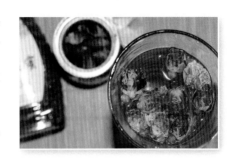

本药茶具有解郁降火、滋阴美容、调理气血等功效。适合精神压力较大、气血不调的女性人群饮用。

· 玫瑰畅气粥 ·

材料 · 玫瑰花6克，陈皮6克，小米150克，冰糖适量。

做法 · 玫瑰花稍加冲洗，陈皮洗净切丝，小米淘洗干净；锅中加适量水，放入小米、陈皮煮粥，粥将成时放入玫瑰花，煮至粥成，加入冰糖调味即可。

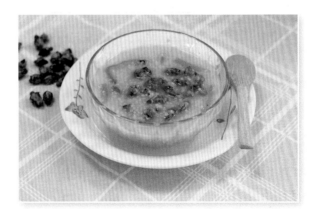

本药粥具有行气疏肝、和胃畅中的功效。适合肝胃不和所致胸胁或脘腹胀痛、不思饮食、嗳气频作、恶心呕吐等人群食用。

结庐在人境，而无车马喧。

问君何能尔？心远地自偏。

采菊东篱下，悠然见南山。

山气日夕佳，飞鸟相与还。

此中有真意，欲辨已忘言。

——魏晋·陶渊明《饮酒·其五》

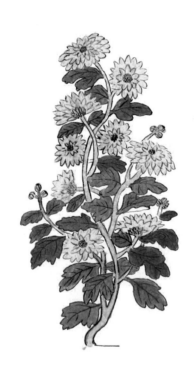

菊花·采菊东篱下·悠然见南山

这首诗表达了诗人厌倦官场，决心归隐田园，超脱世俗，追求高尚的思想感情。诗中写道：居住在人世间，却没有车马的喧嚣。问我为何能如此，只要心志高远，自然就会觉得所处地方僻静了。在东篱之下采摘菊花，悠然间，那远处的南山映入眼帘。山中的气息与傍晚的景色十分融洽美好，有飞鸟，结着伴儿归来。这里面蕴含着人生的真正意义，想要辨识清晰，却不知怎样表达。菊花经历风霜，有顽强的生命力，高风亮节，因陶渊明"采菊东篱下"，菊花由此得了"花中隐士"的封号。

菊花，具有清寒傲霜的品格，是"花中四君子"之一。文人雅士都向往"朝饮木兰之坠露兮，夕餐秋菊之落英"的生活，我们虽然做不到"朝饮木兰之坠露兮"，但"夕餐秋菊之落英"的生活却并不难实现。感恩大自然在赋予我们诗情画意生活的同时，也应感恩她赋予我们的像菊花一样的美味又健康之物。重阳节赏菊和饮菊花酒的习俗家喻户晓。在古代，菊花还被赋予吉祥、长寿的含义。菊花盛产于江南，它洁白的花朵不禁给人一种圣洁又傲气的感觉，清新脱俗，或含蓄或清婉，独自开放。

菊花品种繁多，由于花的颜色不同有黄菊花和白菊花之分。按产地和加工方法不同，分为"亳菊""滁菊""贡菊""杭菊"。菊花不仅形美、味香，还可入药，久服能令人长寿，宋代诗人苏辙有诗曰"南阳白菊有奇功，潭上居人多老翁"。

中医学认为，菊花味甘、苦，性微寒，具有平肝明目、疏风散热、清热解毒的功效，适用于风热感冒、头晕头痛、目赤肿痛等症。《神农本草经》中记载："菊花，味苦平，主风头眩肿痛，目欲脱，泪出，皮肤死肌，恶风湿痹。服之利血气，轻身，耐老延年。"

陈永灿说：

菊花入药尚有野菊花或白菊花之分，白菊花清肝明目力强，野菊花祛毒散火功盛。菊花气味芬芳，绵软爽口，是入肴之佳品，长期食用能够"利血气，轻身，耐老延年"。食用以白菊花为佳，如杭白菊和黄山贡菊都是上品之选。用菊花加工制作的菜肴，不仅增加了芳香滋味，丰富了色泽与美感，还具有多种保健养生功效。菊花的吃法很多，可鲜食、干食、生食、熟食，焖、蒸、煮、炒、拌亦皆宜。

· 菊花三丝 ·

材料·鲜黄菊花6朵，黄瓜1根，胡萝卜1根，芝麻香油、盐、白芝麻各适量。

做法·将鲜黄菊花的花瓣用手撕下，放入冷盐水中浸泡2~3分钟，备用；白芝麻炒香备用；胡萝卜、黄瓜洗净，削去外皮，切成细丝。将胡萝卜丝放入沸水中汆煮约30秒，捞出后用冷水冲凉；将黄菊花瓣、黄瓜丝和胡萝卜丝放入盘中，调入盐和芝麻香油混合均匀。最后撒入焙熟的白芝麻即可。

本药膳具有清热疏肝、养肝明目、开胃消食的功效。适

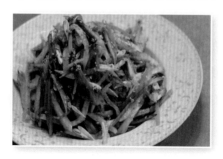

合夏季暑热较盛之时，或食欲不振、肝火旺盛、迎风流泪、高血压、高血脂的人群食用。

· 杞菊决明茶 ·

材料 · 白菊花 9 朵，枸杞子 12 颗，决明子 3 克。

做法 · 将上述材料一起放入壶中，加入适量开水冲泡，加盖焖
5 分钟左右，即可品饮。

本药茶具有养肝明目、润肠通便的功效。适合长期用眼、
视物模糊、眼干眼涩、大便干硬的人群饮用。

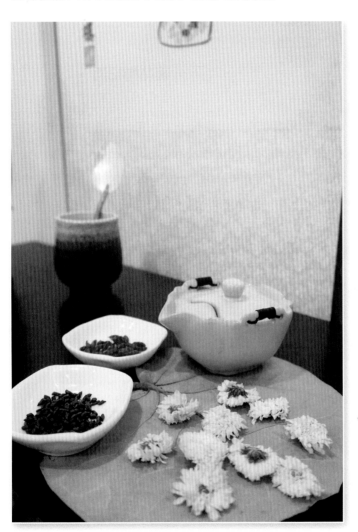

✦ 菊花陈皮茶 ✦

材料· 白菊花 9 朵，陈皮 3 克。

做法· 将白菊花、陈皮投入玻璃杯中，用适量开水冲泡，静待 5 分钟，即可品饮。

本药茶具有清热疏风、健脾开胃、行气消食的功效。适合脾气暴躁、胃火口气、胃胀胃痛、食欲不佳的人群饮用。

✦ 菊花枸杞酒 ✦

材料· 菊花 120 克，枸杞子 120 克，白酒 1 500 毫升。

做法· 将菊花、枸杞子洗净、晾干，装入纱布袋中，扎紧口，置于干洁容器中，加入白酒，密封，置于阴凉处，浸泡 2 周，即可取澄清酒液饮用。

本药酒具有养肝、滋阴、明目的功效。适合两目干涩、视物不清，频用手机、电脑，眼睛疲劳的人群适量饮用。

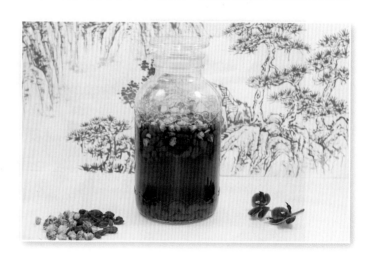

金虎胎含素，黄银瑞出云。

参差随意染，深浅一香薰。

雾鬟欹难整，烟鬓翠不分。

无惭高士韵，赖有暗香闻。

——清·王夫之《金钗股》

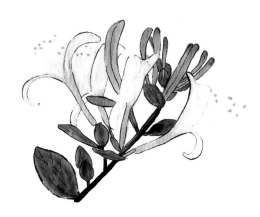

此诗标题"金钗股"，即金银花。一联"金虎"与"黄银"，均指其花的颜色；《淮南子·天文训》："西方，金也……其神为太白，其兽白虎。"虎象白色。"胎含素"，指其含苞待放之状；"瑞云出"，指其绽花盛开之态。二联写金银花的形态和香气，参差不齐的花枝上，开满黄白两色的花朵，花色深浅不同，都是用一种香料熏成。三联写金银花的藤蔓，其藤蔓盘曲，恰如妇人的雾鬓烟鬟。"欹难整"，写其倾侧垂挂之姿；"翠不分"，写其朦胧暗碧之色。藤之蔓叶是雾鬓烟鬟，藤叶间的金银花就是簪戴其间的金钗股了。四联议论总结，金银花不愧有高士风韵，因有暗香徐徐传来。

金银花，为忍冬科忍冬属植物忍冬及同属植物干燥花蕾或带初开的花，因其秋末老叶枯落时，叶腋间已萌新绿，凌冬不凋，故名"忍冬"。"金银花"一名出自《本草纲目》，由于其花初开为白色，后转为黄色，时常可见黄白之花共缠枝头，因此得名金银花。又因为一蒂二花，两条花蕊探在外，成双成对，形影不离，状如雄雌相伴，又似鸳鸯对舞，故有"鸳鸯藤"之称。金末诗人段克赞曰："有藤名鸳鸯，天生非人种。金花间银蕊，翠蔓自成簇。"中国大部地区均产金银花，而以山东产量较大，但是河南产的质量较佳，为道地产地。

中医学认为金银花气清香，味淡、微苦、甘，性寒，自古被誉为清热解毒的良药。具有清热解毒、疏散风热、凉血止痢、清咽利膈之功效。可用于治疗温病发热、热毒血痢、痈疡、肿毒、瘰疬、痔漏等。《神农本草经》把它列为上品，曰其"久服轻身，延年益寿"。《滇南本草》中记载金银花："清热，解诸疮、痈疽发背、无名肿痛，补虚疗风，久服延年。"清乾隆皇帝御用的宫廷秘方延寿丹里就有金银花的身影。

清代《费县志》中记载："花有黄白故名金银花，从前间有之，不过采以代茶，至嘉庆初，商旅贩往他处。"可见金银花在古代已经被作为茶品贩卖了。金银花为药食两用中药，药性较为平和，甘寒清热不伤胃，芳香透达可祛邪，故可代茶饮用，防病保健。金银花比较适合夏秋季节天气较热时使用，不宜过量服用和冷饮，否则不利于身体健康。

陈永灿说：

据宋代张邦基《墨庄漫录》记载：宋徽宗年间，蔡京、高俅专权，刀兵、祸患、天灾皆至。苏州太平山白云寺的和尚靠挖野菜度日，山上蘑菇肥大鲜艳，质厚光滑，采回煮食，不久腹痛流痰，恶吐昏死。阳春三月，百草繁茵，其中一和尚想起豫章和尚云游用鸳鸯草治毒疮一事，想即使不能解蘑菇毒，也可一试。他便上山采回鸳鸯草给中毒者煮而食之，结果食者得救，怕苦涩而不食者一命呜呼。南宋文学家洪迈的《夷坚志》记载："中野菌者，急采鸳鸯草啖之，即今忍冬也。"忍冬、鸳鸯草即金银花。

◆ 双花高汤鲤鱼煲

材料· 金银花24克，猪筒骨450克，鲤鱼1条（约450克），料酒、盐、味精、姜、葱、胡椒粉各适量。

做法· 先将猪筒骨加葱、姜熬煮浓高汤约3 000毫升，滤出备用。将金银花去杂质，洗净备用；鲤鱼宰杀后，去鳃、鳞及肠杂，剁成大块；姜拍松，葱切段。将金银花、鲤鱼、料酒、盐、味精、姜、葱、胡椒粉、高汤放入煲内，置炉上武火烧沸，转文火煮15分钟，即成。

本药膳具有疏风清热、明目利水、补益虚损的功效，适用有目赤、心烦、头痛、眩晕、水肿等症状的人群食用。

· 金银花鸡蛋饼 ·

材料· 金银花9克，面粉480克，鸡蛋3个，食盐适量。

做法· 将新鲜的金银花及时晾干，洗净，沥干水分备用；面粉中加入3个鸡蛋，将金银花切碎，放入面粉中，加入少许盐，加入清水，将面粉调匀；锅里放入适量油，加热后，放适量的面糊入油锅，煎至两面金黄即可。

本药点具有清热泻火、疏散风热的功效。适合风热初起、咽喉肿痛的人群食用。

［金银花鸡蛋饼·董亚丹·常州］

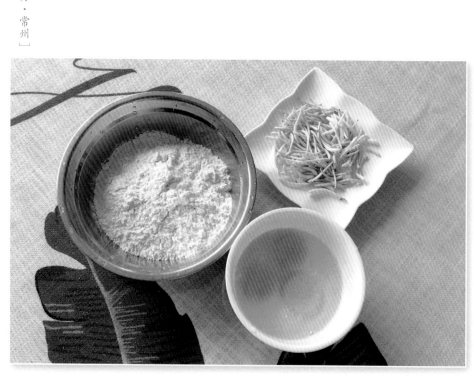

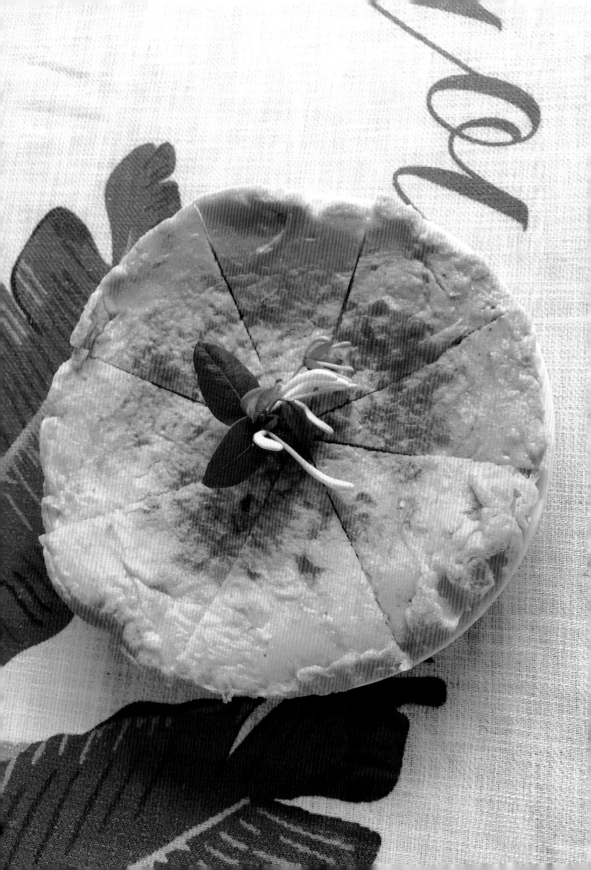

材料· 金银花 18 朵，菊花 6 朵，枸杞子 12 颗，蜂蜜适量。

做法· 将金银花、菊花、枸杞子放入壶中，用开水冲泡，静待 5 分钟，水温合适时，调入适量蜂蜜，即可品饮。

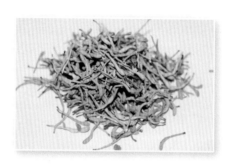

本药茶具有清热解毒、养肝明目的功效。适合咽喉肿痛、心烦易怒、目赤眵多的人群饮用。

◆ 金银柠檬水 ◆

材料· 金银花 18 朵，柠檬片 1 片，蜂蜜适量。

做法· 将金银花、柠檬片放入玻璃杯中，加入开水冲泡，静待 5 分钟，调入适量蜂蜜，即可品饮。

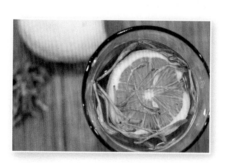

本药茶具有清热解毒、生津止渴的功效。适合牙龈肿痛、咽喉疼痛、咽干口渴的人群饮用。

兰陵美酒郁金香，

玉碗盛来琥珀光。

但使主人能醉客，

不知何处是他乡。

——唐·李白《客中行》

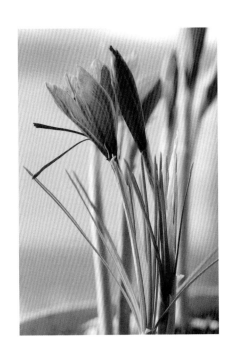

西红花

兰陵美酒郁金香·玉碗盛来琥珀光

翻阅古代典籍，你会发现，"郁金香"是由丝绸之路传入中国的奇花，据记载，"郁金香出自罽宾国（古国名，今中亚地区）""九月花开，状如芙蓉，其色紫碧，香闻数百步"，经植物学家探究，"郁金香"很可能就是现在说的西红花。这首诗表达了诗人对西红花的赞美之情。在兰陵美酒中加入几根西红花，用白玉似的瓷碗盛上一碗，可以看到那令人心动的如琥珀一般的颜色，甚是美哉。拿它来招待客人，使主人和宾客皆会不知不觉喝醉，浑然不知自己来自哪里、将要去往何处。

西红花的原产地在西班牙、希腊、小亚细亚、波斯等地，经印度传入中国西藏，再由西藏传入内地，人们误认为是西藏所产，故又称"藏红花"。据说一个经营我国西藏特产的商人，有一次和路过的波斯人做起了生意，他惊奇地发现有一个叫莉娅的女子非常漂亮，询问原因，得知她经常食用西红花，从而使皮肤润泽。商人打开波斯人的袋子一看，顿时满室生光，只见西红花（药用部分为干燥柱头）鲜红艳丽，气味独特，细状数条。随后他便将这种奇花带进中原。

西红花的用药部位并不是花朵，而是它花柱的上部及柱头。中医学认为，它具有活血化瘀、散郁开结的功效，可以治疗忧思郁结、胸膈痞闷、吐血、妇女经闭、产后瘀血腹痛等病症。《饮膳正要》中记载西红花"主心忧郁积，气闷不散，久食令人心喜"。《本草品汇精要》言："主散郁调血，宽胸膈，开胃进饮食，久服滋下元，悦颜色。"可见西红花不仅是活血化瘀的良药，还可疏肝解郁，女性食用能够美容养颜，延缓衰老，据说武则天服用的养颜第一方中就有西红花。李时珍云："番红花出西番回回地面及天方国，即彼地红蓝花也。元时以入食馔用。"可见西红花不仅可以做药用，还可以做成美味的膳食、饮品供人们享用。

陈永灿说：

王安石在《答熊本推官金陵寄酒》诗中写道："郁金香是兰陵酒，枉入诗人赋咏来。庭下北风吹急雪，坐间南客送寒醅。渊明未得归三径，叔夜犹同把一杯。吟罢想君醒醉处，钟山相向白崔嵬。"他远远地闻到似是西红花馥郁的香气，走近一看，原来是兰陵美酒，诗人根据酒的香气便能够想到可能是西红花散发的，可见当时西红花在达官贵人阶层是多么出名。

· 西红花降脂茶 ·

材料 · 西红花 9 根，山楂 3 片，决明子 15 粒，蜂蜜适量。

做法 · 将上述材料投入玻璃杯中，冲入适量开水，静待 5 分钟，加蜂蜜调味，即可品饮。

本药茶具有活血化瘀、明目降脂的功效。适合血脂较高、动脉硬化、视物模糊、体型肥胖的人群饮用。

· 西红花杞菊茶 ·

材料 · 西红花 9 根，白菊花 6 朵，枸杞子 12 颗，红枣 3 枚。

做法 · 先将红枣切开去核，切成细丝，与其他材料一起放入杯，冲入开水，加盖焖 10 分钟，即可品饮。

本药茶具有活血养颜、养肝明目的功效。适合肤色黯滞、面部色斑、眼目干涩、头昏头痛、月经色黯的人群饮用。

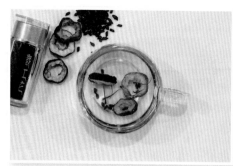
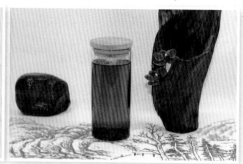

· 西红花养颜酒 ·

材料 · 西红花 12 克，白酒 600 毫升。

做法 · 将西红花放入干洁的容器中，倒入白酒，密封，浸泡
1 周，即可取澄清的酒液饮用。

本药酒具有活血化瘀、美容养颜的功效。适合颜面少华、
面色黯滞、皮肤干糙的人群适量饮用。

· 西红花解郁酒 ·

材料 · 西红花 12 克，代代花 30 克，合欢花 15 克，茯苓 60 克，
白酒 900 毫升。

做法 · 将以上材料倒入干净瓷坛中，然后倒入白酒，密封，浸
泡 1 周，即可取澄清的酒液饮用。

本药酒具有解郁安神的功效。适合肝气不舒、食少神疲、
心烦失眠的人群适量饮用。

晨起动征铎，客行悲故乡。
鸡声茅店月，人迹板桥霜。
槲叶落山路，枳花明驿墙。
因思杜陵梦，凫雁满回塘。

——唐·温庭筠《商山早行》

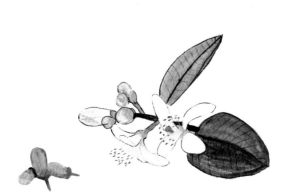

代代花

槲叶落山路·枳花明驿墙

诗人写道：黎明是游子该动身启程的时刻，只是念及这一路上的奔波劳顿，让人不由思念起温暖的故乡来。雄鸡啼鸣，意味着新篇章已经开始，但居住的茅屋仍旧笼罩在清冷的月光之中。虽然心里有些不舍，仍跟随着早行者的脚步踏上前途未知的旅程。铺满银霜的山路上，槲树的叶子纷纷落下，而驿墙旁边的枳树却打破了拂晓时分的凄冷，以盛开的白色枳花为人们指引着前方的路。在霜寒料峭的早春时节，枳花便已立在枝头，引着早行人登途了。春天来了，凫雁大概已经在故乡的回塘里嬉戏了吧？而自己，却离家日远，只能在午夜梦回中再游一次故乡。《周礼·考工记》记载："橘逾淮而北为枳……此地气然也。"枳树开的花，即枳花，也叫做代代花。

代代花，又名回青橙、玳玳，属芸香科，为常绿灌木或小乔木，是酸橙的变种。代代花在春天开放，花色洁白，单生或数朵簇生于叶腋，浓香扑鼻，花后结出绿色果实，入冬之后变为橙黄色，次年夏季果又变青，故又有"回青橙"之美称。其果实通常在植株上着生 2～3 年不落，继续生长，老果宿存，新果续生，犹如"三世同堂"，故称"代代花"。代代花性微寒，味苦、酸，具有行气宽中、消食和胃、解郁化痰的功用，常用于胸腹痞闷胀痛、消化不良、呕吐、痰饮等病症。代代花香气浓郁，闻之令人忘倦，可镇定心情，解除紧张不安。代代花作为药食两用之品，其减肥与美容功用也逐渐被认同并应用。

陈永灿说：

代代花为重要的木本香花及观果植物，盆栽观赏，甚为清雅。原产我国浙江，现我国东南部诸省均有栽培，华北及长江流域中下游各地多盆栽，其性喜温暖湿润环境、喜光照、稍耐寒，盆栽在不结冰的室内即可越冬。不妨栽种两株赏玩，增添生活的乐趣。

◆ 代代健脾羹 ◆

材料 · 代代花 20 克，莲子 100 克，红枣 50 克，白糖适量。

做法 · 将代代花洗净，切碎；莲子用温水浸泡备用；红枣洗净，先放入锅中加适量清水烧开后，放入莲子煨熟，加白糖烧开，再撒入代代花碎，即可食用。

本药粥具有补气健脾消食的功效。适用于脾胃虚弱、消化不良的人群食用。

◆ 代代花陈皮茶 ◆

材料 · 代代花 9 朵，陈皮丝 3 克，蜂蜜适量。

做法 · 将代代花、陈皮丝一起放入玻璃杯中，用开水冲泡，等待 5 分钟左右，加入适量蜂蜜调味，即可品饮。

本药茶具有行气宽中、消食化痰的功效。适合情绪焦虑、消化不良、腹中胀气、咳嗽有痰的人群饮用。

·代代花糯米粥·

材料 · 代代花9朵，糯米100克，白糖20克。

做法 · 将代代花洗净。糯米洗净，煮粥，粥熟时加入代代花、白糖，再稍煮一下即成。

本药粥具有理气解郁、化痰清肺的功效。适合于情绪焦虑，有慢性咽炎、咽喉不爽利的人群食用。

二花解郁茶

材料 · 代代花9朵，玫瑰花9朵，蜂蜜适量。

做法 · 将代代花、玫瑰花投入玻璃杯中，用开水冲泡，静待5分钟左右，加入适量蜂蜜调味，即可品饮。

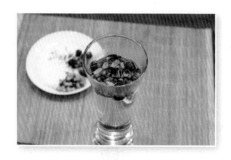

本药茶具有疏肝和胃、理气解郁的功效。适合胸脘痞闷、不思饮食、心情低落、工作压力大的人群饮用。

白扁豆花

碧水迢迢漾浅沙，
几丛修竹野人家。
最怜秋满疏篱外，
带雨斜开扁豆花。

——清·查学礼《扁豆花》

最怜秋满疏篱外·带雨斜开扁豆花

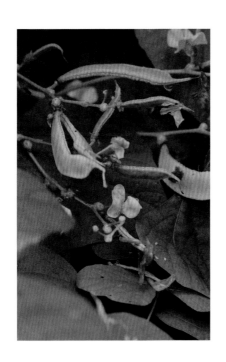

这是一首描写扁豆花盛开时乡野风光的诗。诗人走在田间湖畔的小路上，看到清澈碧绿的湖水荡漾，清澈得可以看见水下的泥沙；一丛丛的竹林围绕在山野人家的房前屋后。秋风吹起，秋雨绵细，拍打着篱笆外刚开放的娇嫩的扁豆花，让人心生怜惜。扁豆花盛开在篱笆之上，它的藤蔓恣意攀长着，不畏风雨。扁豆花并非娇花，故而面对秋风秋雨的磨砺，它摇曳生姿，不愿平庸地随俗沉浮，不同的人品出不同的味道，凄凉、寥落、欢喜。

谷雨前后，在乡村几乎每家都会种上几种瓜果蔬菜，一定少不了扁豆。到了夏天，农家庭院围墙上、篱笆上便开满了或白或红或紫色、蝴蝶状的扁豆花。扁豆花又称南豆花，为豆科植物扁豆的花，呈扁平不规则三角形，质软，体轻，气微香，以朵大、色黄白、气香者为佳。扁豆花有白花、紫花和红花三种不同颜色，每逢秋风吹过，摇曳于藤蔓之间，便姹紫嫣红连成一片，故有联赞曰"一听春雨瓢儿菜，满架秋风扁豆花"。

中医学认为，白扁豆花性平，味甘，具有健脾和胃、清暑化湿、利尿的功效，常用于治疗痢疾、泄泻、赤白带下、夏伤暑湿等病症。《本草纲目》载其"焙研服，治崩带；作馄饨食，治泄痢；擂水饮，解中一切药毒。功同扁豆"。《本草便读》记载扁豆花："赤者入血分而散瘀，白者入气分而行气，凡花皆散，故可消暑散邪，以治夏月泄痢等证也。"

陈永灿说：

"开遍低棚扁豆花，随人去住总天涯。秋风已老犹题扇，布被新凉顿忆家。病后壶觞成故友，梦中草木长春芽。临窗破闷披书帙，不为生徒坐绛纱。"清代桂馥的这首诗为回忆昔日往事所作，有种感慨之情蕴藏其中。首联是写低矮的棚架上面开满了扁豆花，暂住时总有一番沦落天涯之感。颔联是说秋风虽起，但有着题字的扇子仍在，盖着凉凉的布被，顿时思念起自己的家乡。颈联写道，一场大病后，酒杯就成了过往的老友，梦境中草木发了新芽。尾联是写为排解日常烦闷无聊，便依窗而坐翻阅书籍。不为参加科举考试以求取仕途而读书，全诗表达出作者淡泊明志的心态。

· 扁豆花陈皮茶 ·

材料 · 白扁豆花 9 朵，陈皮丝 3 克。

做法 · 将白扁豆花和陈皮放入壶中，冲入适量开水，静待 5 分钟，即可代茶品饮。

本药茶具有健脾开胃、行气化湿的功效。适合脾胃虚弱、面色萎黄、消化不良的人群饮用。

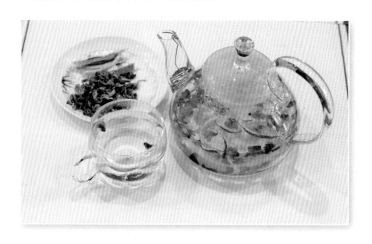

· 扁豆花冰糖水 ·

材料 · 白扁豆花 9 朵，冰糖适量。

做法 · 将白扁豆花放入玻璃杯中，冲入适量开水，放入适量冰糖调味，稍搅拌，静待 5 分钟，即可品饮。

本药茶具有清暑化湿、健脾和中的功效。适合夏季脾胃湿热、胃口不开、头身困重的人群饮用。

· 白扁豆花蒸糕 ·

材料 · 白扁豆花 15 克，去芯莲子肉 75 克，糯米 60 克，豆沙 30 克，冰糖末、白糖、桂花酱、植物油各适量。

做法 · 摘取新鲜扁豆花洗净，焯水；在煮熟的糯米饭中放油、扁豆花、桂花酱、白糖，拌匀；将去芯莲子放入开水焯后，置于大碗中，加适量白糖和开水，上屉蒸至六成熟时取出，再放进蒸锅蒸透；碗内抹植物油，将莲子码入碗内，将冰糖末撒在莲子上，另取拌好的扁豆花糯米饭放在莲子上，摊平，中间稍凹，放入豆沙，反扣在盘内即成。

本药点具有健脾补肾、养心安神的功效。适合体虚易腹泻或睡眠欠安的人群食用。

行宫门外陌铜驼，两畔分栽此最多。

欲到清秋近时节，争开金蕊向关河。

层楼寄恨飘珠箔，骏马怜香撼玉珂。

愁杀江湖随计者，年年为尔剩奔波。

——唐·罗邺《槐花》

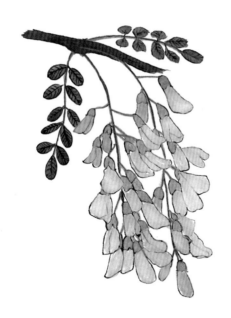

槐花

欲到清秋近时节·争开金蕊向关河

这首诗描写了槐花开放时的盛况。槐花树在行宫门外陌铜驼这个地方，道路两旁栽种的最多，等到临近秋天的时候，槐花那金黄色的花蕊朝向护城河争相开放。那些在皇宫高楼里的人们看到这美景却无法出宫游玩，只能透过珠帘投来嫉妒的目光。马棚里的骏马也被这槐花的香气吸引，变得躁动不安，仿佛要把马橛子挣开一般。四方各地为准备科举考试的学子们极为忧愁，年年到槐花开放的时节，他们却只能为前程奔波在旅途中啊！

槐树是我国古老的树种之一，《山海经》中就有"首山其木多槐，条谷之山，其木多槐"的记载。

槐花未开放时采收其花蕾，称为"槐米"；花开放时采收，称为"槐花"。《本草纲目》对槐花的记载："花未开时，炒过煎水，染黄甚鲜。""未开时采收，陈久者良，入药炒用，炒香频嚼，治失音及喉痹，又疗吐血衄血，崩中漏下。"中医学认为槐花性味凉苦，有凉血止血、清肝泻火的功效。用于肝热目赤、血痢崩漏、痔血衄血、溃疡性结肠炎等，也是治疗痔疮的常用药物。

槐花还有十分重要的食用价值，老百姓赞颂它为"救命树"。因其在过去物资匮乏的年代里，青黄不接时，槐花、槐叶是救命的口粮，尤其在歉收的年景，帮助先辈们度过了饥荒。槐花食用方法较多，可做糕、粥、汤、拌菜、焖饭等，是很多巧妇的拿手食材。

陈永灿说：

在古代，有"槐花黄、举子忙"的说法，槐树作为科第吉兆的象征，始于唐代。科举考试关乎读书士子的功名利禄、荣华富贵，能借此阶梯而踏上仕途。因此，常以槐指代科考，举子赴考称"踏槐"，考试的月份称"槐黄"，考试的年头称"槐秋"。因"槐""魁"相近，故槐象征着"三公"之位，举仕有望，企盼子孙后代得"魁星神君"之佑而登科入仕。

❦ 槐花炒鸡蛋 ❦

材料 · 鲜槐花 150 克，鸡蛋 3 个，香葱、盐、花生油各适量。

做法 · 把槐花摘干净，去除叶子，用清水洗净，然后用开水煮开，烫熟后过凉，把槐花中的水分攥净；香葱洗净，切成葱花；鸡蛋打入盆中，盆中倒入槐花，把槐花和鸡蛋搅拌均匀，加入葱花和盐调味；炒锅烧热，加入花生油，放入槐花蛋液进行炒制，慢慢加热至蛋熟即可。

本药膳具有清肝泻火、凉血止血的功效。适合肝火旺盛所致的头目赤痛、咽喉肿痛、痔疮出血、高血压、糖尿病的人群食用。

❦ 槐花蜂蜜水 ❦

材料 · 干槐花 9 朵，蜂蜜适量。

做法 · 将槐花放入玻璃杯中，开水冲泡，等待约 5 分钟，加入适量蜂蜜调味，即可品饮。

本药茶具有清热润燥、凉血止血的功效。适合有目赤咽痛、痔疮出血等症状的人群饮用。

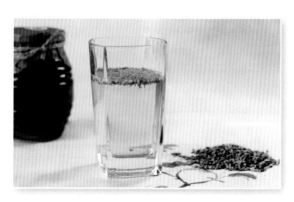

◆ 槐花茅根粥 ◆

材料 · 槐花 15 克，白茅根 15 克，糯米 150 克，白糖适量。

做法 · 槐花、白茅根洗净，放入锅中，加水煎煮 30 分钟，去渣取汁；糯米淘洗干净，放入汤汁中，熬煮成粥，加白糖调味即可。

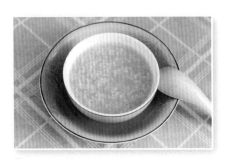

本药粥具有清热凉血、止血消肿的功效。适合血热引起轻微牙龈出血、口腔溃疡、痔疮出血的人群食用。

◆ 槐花饺子 ◆

材料 · 槐花 300 克，猪肉 300 克，面粉 600 克，葱、姜、盐等各种佐料适量。

做法 · 将槐花洗净，稍氽烫，捞出沥水；猪肉剁馅，葱姜剁碎；将槐花和肉馅混合，加入生抽、花生油、盐、料酒、香油各适量，拌匀；取饺子皮，包入馅料，捏紧收口；锅中烧开水，下入饺子，用炒勺顺锅边搅动饺子，以防粘锅，盖上锅盖，大火煮至沸，添 1 小碗冷水，继续盖盖煮，共添 3 次冷水，见水饺表皮鼓起、有弹性，即可关火出锅。

本药点具有清肝健脾的功效。适合肝火目赤、脾虚体倦等人群食用。

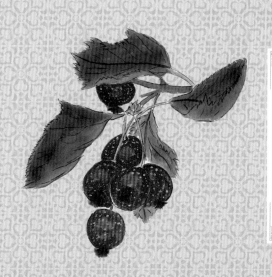

果

GUOBU

部

露水白时山里红

秋来红枣压枝繁，堆向君家白玉盘。

甘辛楚国赤萍实，磊落韩嫣黄金丸。

聊效诗人投木李，敢期佳句报琅玕。

嗟予久苦相如渴，却忆冰梨熨齿寒。

——宋·欧阳修《寄枣人行书赠子履学士》

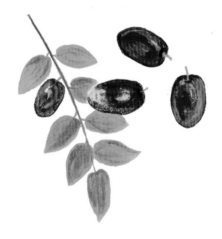

大枣·秋来红枣压枝繁·堆向君家白玉盘

这首诗是欧阳修寄枣给友人时写下的，通过读诗，我们可以想见：在庭院里，有一棵高大的枣树，秋天来了，满树的红枣压得枝条弯曲倒垂，仿佛是要折断一样。这满树的红枣是要送给友人的，堆满他家里的白玉盘。这枣子味道甘美，像楚国浮萍结的果实，形状滚圆，虽是果实，但其价值如同韩嫣喜好弹射出的黄金丸。姑且效法一次诗人投桃报李的做法，期待能够得到优美的语句来赞美这仙果。感叹我苦闷太久如同干渴一般，只能靠回忆起那冰梨来慰藉这种渴望了。

大枣别名甚多，如木蜜、美枣、胶枣、南枣等，始载于《神农本草经》，列为上品。《礼记·内则》中记载"子事父母，妇事舅姑，枣栗饴蜜以甘之"。据古书记载，有一病人骨瘦如柴，饮食不下，日日腹泻，遍请名医治疗，虽吃尽补药，但病情终无起色，后经一无名和尚指点，其家人每日用红枣粥喂食，月后果然痊愈。

《黄帝内经》讲到"五谷为养，五果为助"，大枣约是"五谷"最得力的养生助手了。李时珍在《本草纲目》中盛赞红枣有润心肺、止咳定喘、补五脏、治虚损、调营卫、缓阴血、生津液、悦颜色等功用。中医学认为，大枣味甘、性温，归脾、胃经，有补中益气、养血安神、缓和药性的功效，常用于脾虚食少、乏力、便溏、心悸、失眠、盗汗、妇人脏躁等病症。

陈永灿说：

种植大枣在中国已有数千年历史，早在西周时期，人们就开始利用红枣发酵酿造红枣酒。古代典籍对其记载颇多，《诗经》中云"八月剥枣"；《礼记》上说"枣栗饴蜜以甘之"，并用于菜肴制作；《战国策》载"北有枣栗之利……足食于民"；《韩非子》还记载了秦国饥荒时用枣栗救民的事。因此，枣被称为"铁杆庄稼""木本粮食"之一，显示其巨大实用价值。

· 拔丝大红枣 ·

材料· 红枣 300 克，糯米粉、冰糖、桂花糖、白芝麻各适量。

做法· 红枣洗净，温开水泡 2 小时；糯米粉加适量水揉成糯米团；将红枣一边切开口，去核；取适量糯米团填入红枣的开口内，填满，上锅蒸熟；冷锅加入冰糖，开火，使其完全融化，关火，将冰糖浆缓慢均匀地浇在糯米红枣上，速度慢的话可使糖浆慢慢冷却后形成丝状；淋上两勺桂花糖，撒上芝麻，即可食用。

[拔丝大红枣·萱萱·上海]

本药膳具有健脾开胃、养血安神的功效。适合食欲不振、气血虚弱、心烦失眠的人群食用。拔丝红枣果肉软密，内外拉丝，绵延不断，别有雅趣。

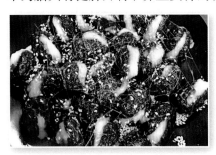

· 枣杞洛神饮 ·

材料· 大枣 3 枚，枸杞子 12 颗，洛神花 1 朵。

做法· 先将大枣去核切丝，与枸杞子、洛神花一起放入玻璃杯中，冲入适量开水，静待 5 分钟，即可品饮。

本药茶具有补气养肝、开胃消食、祛斑养颜的功效。适合气血不足、乏力气短、食欲不振、两目干涩、颜面色斑的人群饮用。洛神花又名玫瑰茄、洛神葵等，有"植物红宝石"的美誉，具有健胃消食、敛肺止咳的功效。

大枣山药饭

材料 · 大枣 60 克，莲子 18 克，山药 60 克，糯米 150 克，植物油 3 克，细红糖 15 克。

做法 · 大枣、莲子、山药洗净，山药去皮，放入蒸锅内蒸熟备用；糯米洗净，放入蒸锅蒸熟后取出，加入少量植物油搅拌；再取一只碗，底部放入山药、大枣、莲子，上面盖上糯米饭，再放入蒸锅蒸 15 分钟左右，取出稍凉后撒上红糖即可。

本药点具有补脾止泻的功效。适合脾胃虚弱兼有便溏的人群食用。

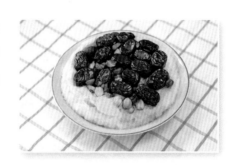

大枣养胃粥

材料 · 大枣 15 枚，小米 60 克，南瓜 60 克，糯米 60 克。

做法 · 大枣去核，洗净，切小块；小米、糯米分别淘洗干净；南瓜去皮、籽，洗净，切小块；锅中倒入适量水，放入小米、糯米，武火煮沸，转文火，加大枣、南瓜，熬煮至粥黏稠，用勺子慢慢搅拌均匀。

本药粥具有补中益气、健脾养胃的功效。适合气虚乏力、久病体虚、食欲不振的人群食用。

龙目秋成亦一奇，略无瘴雾损瑶肌。

荔枝韵胜村谁亚，益智名同性即非。

侠士从禽携弹去，鲛人探海得珠归。

不须直待枯成腊，便遣尊前解褐衣。

——宋·朱翌《谢刘宪惠龙眼诗》

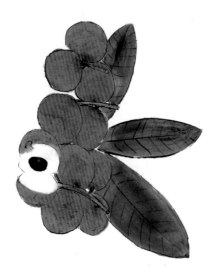

桂圆

龙目秋成亦一奇·略无瘴雾损瑶肌

这首诗写出了诗人对友人相赠龙眼肉（即桂圆肉）的感激之情：龙眼在秋天成熟，算是一珍奇之物。它生长在瘴疠之乡，却丝毫没有被瘴气侵袭损伤其美玉一样润泽莹洁的肌肤。荔枝高雅，超凡脱俗，龙眼胜过荔枝的高雅与朴实。龙眼又名益智，虽然和益智仁名字相同，药性却不同。侠义之士身背弯弓去猎杀猛禽，渔人在海浪里搏击得到晶莹的珍珠，龙眼便是将猛禽的眼睛和珍珠集于一身的东西啊！不要等到龙眼变干，应该趁着新鲜，在酒杯前剥开龙眼褐色粗糙的外壳品尝，甘润多汁，甚是美味。

桂圆皮呈青褐色，去皮则剔透晶莹，隐约可见肉里红黑色果核，极似眼珠，故又有"龙眼"之名，如《本草纲目》上说"龙眼、龙目，象形也"，许多民间传说也与"龙的眼睛"有关。桂圆是原产于我国的珍果，已有 2 000 多年历史。班固的《汉书》上就记载了朝廷给前来觐见的远方使者赠送龙眼、荔枝等作为回馈的史实。桂圆产于福建、广东、广西等地，在交通发达的今天，就算身在北方，吃到新鲜甜美的桂圆也并非难事，而且可以将桂圆除壳去核，晒至干爽不黏，运输和保存就更方便了，入药时大多用的也是桂圆干。

《神农本草经》中记载桂圆："主治五脏邪气，安志，厌食。久服强魂，聪明，轻身不老，通神明。一名益智，生山谷。"中医学认为桂圆肉有补虚扶羸、养血益心、定志安神、润肤美容等功效，对气血亏虚之失眠健忘、头晕目眩、惊悸怔忡等病症有很好的疗效。

陈永灿说：

关于桂圆与荔枝在药性上的区别，明代著名医药学家李时珍说："食品以荔枝为贵，而资益则龙眼为良，盖荔枝性热，而龙眼性和平也。"桂圆甘温质润，主入心脾经，功善补益心脾、养血安神，既不滋腻，也不壅气，为性质平和的药食两用滋补佳品。

◆ 桂圆烧羊腩 ◆

材料· 羊腩肉 600 克，桂圆肉 60 克，山药 60 克，胡萝卜 120 克，葱、姜、油、料酒、陈皮、香叶、八角、白芷、生抽、老抽、盐、冰糖各适量。

做法· 桂圆肉洗净；山药洗净，削皮，滚刀切块；胡萝卜洗净，滚刀切块。先将山药、胡萝卜用油炸至外层泛黄、成硬壳，即可捞出控油，备用。羊腩洗净切块，用加了料酒、姜片的水焯 2 分钟，捞出后用清水冲净血沫、控水，备用。锅内加入油，下葱段、姜片、八角等炒香，加冰糖、生抽、老抽炒出红色，下羊腩肉，中火炒 2 分钟，加适量开水，倒入桂圆肉、胡萝卜块、香叶、料酒、陈皮等大火烧开，小火慢炖 1 小时。加山药块继续烧 5 分钟左右，至山药熟透后，加盐调味即可。

本药膳具有养血安神、健脑益智、温养心脾的功效。适合体质虚弱、易于感冒、手足发凉、失眠健忘、气血不足的人群食用。

桂圆枣杞茶

材料 · 桂圆肉 6 枚，红枣 3 枚，枸杞子 15 颗，红茶 3 克。

做法 · 将大枣去核切丝，与桂圆肉、枸杞子、红茶一起放入壶中，用适量开水冲泡，静待约 5 分钟，滤出茶汤，即可品饮。

本药茶具有养血安神、补气健脾、养颜提神的功效。适合心慌失眠、神疲乏力、双眼干涩、面色少华的人群饮用。

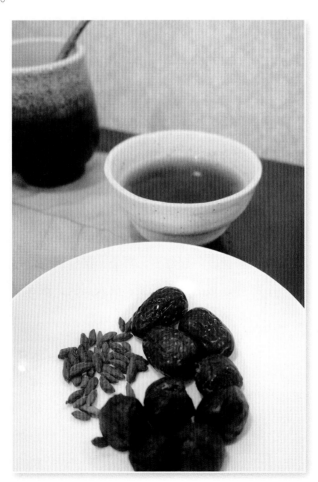

❖ 桂圆归枣粥 ❖

材料· 桂圆肉 30 克，当归 6 克，红枣 15 克，糯米 150 克。

做法· 全当归洗净，放入锅中，加水煎汤，去渣取汁；红枣、糯米分别洗净。锅中倒入适量水，放入糯米，煮沸，再加汤汁、桂圆肉、红枣，共同熬煮成粥即可。

本药粥具有养血益气、补血安神的功效。适合心脾血虚而出现面色不华、心悸不宁、头晕失眠、乏力困倦，以及女性月经量少色淡等人群食用。本药粥补血效佳，对于容易血虚的女性尤其适合，还可以美容养颜。

❖ 桂圆蒸牛蒡 ❖

材料· 桂圆肉 60 克，牛蒡 300 克，红枣、蜂蜜各适量。

做法· 桂圆肉洗净，牛蒡去皮，切丝，浸入水中备用；锅里放冷水，水温稍热，放入牛蒡丝，煮沸，捞出，放入冷水中备用；红枣用清水浸泡 15 分钟，用小刷子刷洗干净，去核，切段备用；将桂圆肉放入蒸碗中，铺底，盖一层牛蒡丝，一层红枣，再盖一层桂圆肉，一层牛蒡，一层红枣，最后淋上蜂蜜；放入蒸锅，蒸 5 分钟，入味，取出，装盘即可。

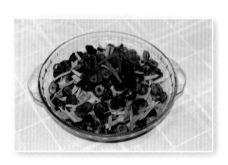

本药膳具有养血安神、疏风利咽的功效。适合气血不足、心烦失眠、咽喉不利的人群食用。

陈皮

竹篱茅舍出青黄 香雾喷人惊半破

菊暗荷枯一夜霜，
新苞绿叶照林光。

竹篱茅舍出青黄，
香雾喷人惊半破。

清泉流齿怯初尝，
吴姬三日手犹香。

——宋·苏轼《浣溪沙·咏橘》

　　这是一首耐人寻味的咏橘佳作。"菊暗荷枯"，是《赠刘景文》诗"荷尽已无擎雨盖，菊残犹有傲霜枝"的概括。"一夜霜"，经霜之后，橘始变黄而味愈美。"新苞"即新生的橘子，橘树常绿，凌寒不凋。丛林中的日光透射进来十分舒适。掩映于青黄相间的橘林之中，可见橘树生长之繁茂，一年好景，正当此时。再以"香雾""清泉"和"惊""怯"二字比喻女子尝橘时的娇态。"吴姬三日手犹香"，虽有些夸张，但更加说明吴橘之气味芬芳、味道甘美。食用橘子后留下来的皮，晾干，经过炮制后，摇身一变，便是一味上好的中药，此时它何止"三日"仍留香！

　　陈皮，又叫广陈皮、橘皮，是橘树的干燥成熟果皮。自古以来，橘子就备受人们的青睐，橘、柑、橙等都属于柑橘类，橘树不仅为文人墨客所吟诵，而且全身上下都是宝，橘肉、橘皮、橘核、橘络、橘叶、橘红、橘白、橘根和加工而成的橘饼都是治病疗疾的良药。存期不足三年的称果皮或柑皮，存期足三年或以上的才称为陈皮，年份越高的陈皮越陈香醇厚。陈皮似人，随着时间的流逝，越老越丑，就如同岁月渐老的人生，繁华渐渐淡去，美丽的容颜消逝，但是，在得与失的转换中，人生慢慢沉淀，变得温和、低调，酝酿出了绝美的味道和价值。在民间，百年老陈皮有"一两陈皮一两金"的说法。

中医学认为，陈皮性味辛、苦，温，具有行气燥湿、止咳化痰、健脾和胃的功效，常用于治疗胸胁胀痛、疝气、乳胀、乳房结块、胃痛、食积等。《本草纲目》载："橘皮，苦能泻能燥，辛能散，温能和。其治百病，总是取其理气燥湿之功，同补药则补，同泻药则泻，同升药则升，同降药则降。"这是对陈皮功用、药理的高度概括。

陈永灿说：

传说汉文帝时期，桂阳人苏仙公得道成仙之际，对母亲说："明年天下将有疾疫，庭中井水一升，檐边橘叶一枚，可治疗一人。"次年，果然疫病流行，苏母用其法治愈不少人，"橘井飘香"成了医林千古佳话。陈皮可谓是养生的"百搭小能手"，我们在烹调鱼、肉之类荤菜时，加入一些陈皮，不仅借助药力充分发挥其营养价值，还可以去腥解腻、提鲜增香。陈皮还可用来制成陈皮饼、陈皮糖、陈皮梅、陈皮姜，直接泡茶味道亦香醇。

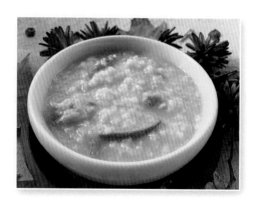

［陈皮瘦肉粥·夏涵子·杭州］

陈皮荷叶茶

材料· 陈皮丝 3 克，干荷叶 1 克，干山楂 3 片，蜂蜜适量。

做法· 将陈皮丝、干荷叶、干山楂片放入杯中，冲入适量开水，等待 5 分钟，可加入适量蜂蜜调味，即可品饮。

本药茶具有健脾化湿、开胃消食、降脂减肥的功效。适合脾虚食少、消化不良、体态肥胖、血脂较高的人群饮用。

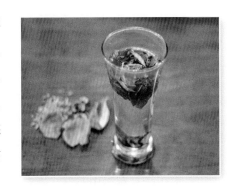

陈皮瘦肉粥

材料· 陈皮 9 克，佛手 9 克，瘦肉 60 克，粳米 150 克，姜末少许，盐适量。

做法· 陈皮、佛手洗净，放入锅中，加水煎煮，去渣取汁；瘦肉放入沸水中焯去血水，捞出洗净，切丝；粳米淘洗干净，锅中加入适量水，放入粳米煮粥。粥将成时，放入肉丝、药汁、姜末，搅拌均匀，再煮 15 分钟，加入盐即可。

本药粥具有理气健脾、和胃解郁的功效。适合脘腹胀满、消化不良、食欲不佳、嗳气打嗝等人群食用。

· 陈皮酥鸡 ·

材料· 陈皮15克，小公鸡1只，卤汁、葱、姜、花椒、糖、味精、盐各适量。

做法· 将公鸡宰杀、去毛及内脏，洗净。放入锅中，加入切碎的陈皮、葱、姜、花椒、盐等，煮至鸡六成熟时，捞出放凉；再将鸡、卤汁放入锅内，用文火煮熟，取出；将卤汁加糖、味精、食盐等，用武火收浓汤汁，涂抹在鸡皮上。锅中放植物油烧至九成热时，先将余下的陈皮下锅炸酥，再将鸡反复用炸陈皮的油淋烫，至鸡皮呈红亮色时取出，再抹上麻油，斩成块状即成。

本药膳具有温中益气、燥湿健脾的功效。适合胸腹胀满、不思饮食、恶心呕吐的人群食用。

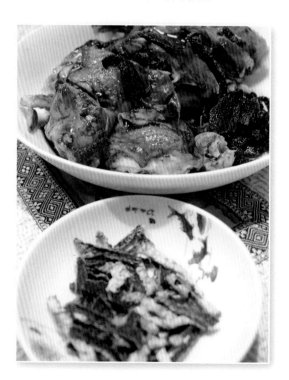

［陈皮酥鸡·康祺妈·上海］

· 陈皮乌鸡汤 ·

材料 · 陈皮9克，乌鸡240克，大枣9枚，生姜6片，食盐适量。

做法 · 陈皮泡开，洗净，切丝备用；乌鸡洗净，切块，放入盛有清水的锅内，大火烧开，撇去浮沫；放入陈皮、大枣和姜片，小火煮1小时，加食盐调味。

本补汤具有滋补气血、调气解郁的功效。适合气血亏虚、神疲乏力、胸闷胁胀的人群食用。

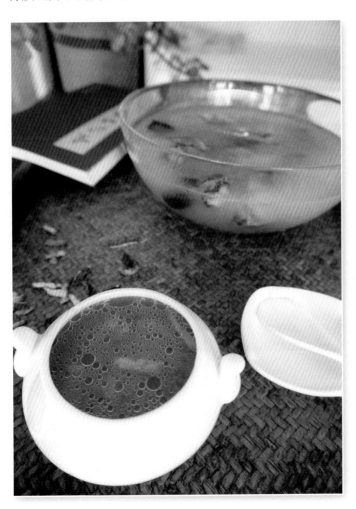

兜罗软似绵，移种到人天。

妙相终成果，清香不让莲。

交枝疑合掌，屈指欲为拳。

肯向车中掷，留将供法筵。

——明·徐熥《咏佛手柑》

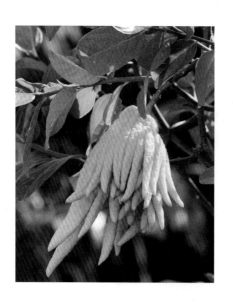

佛手·交枝疑合掌·屈指欲为拳

《咏佛手相》是吟咏佛手的名诗佳作，借助佛学内容对佛手进行歌颂。"兜罗软似绵"，兜罗绵由兜罗树上柳絮状棉编织而成，十分柔软，用来比喻佛陀的手，诗中则指代佛手柑。"妙相终成果"，佛学中讲，修成正果的佛陀有着三十二妙相，相貌非常庄严，此处借指佛手柑长成的果实。佛手的果皮金黄，果肉白皙，香气持久，味道清烈。"交枝疑合掌，屈指欲为拳"，描述的是佛手的外形，"合掌""为拳"两词将其刻画得活灵活现。最后两句同样引用了佛家词语，"法筵"为佛家讲经说法的集会，佛手如此美妙的东西，就留作法筵上的供品吧！

佛手又名佛手柑、九爪木、五指柑、福寿柑，为芸香科柑橘属植物佛手的干燥果实，基部呈圆形，上部分裂如掌，成手指的形状。佛手气味香甜浓郁，可作为观赏性果树盆景，看着那绿叶配黄果，闻着那淡淡的香气，甚是轻松惬意。因此，佛手有着"果中之仙品，世上之奇卉"的美称，很多文人墨客，都留下了歌咏佛手的诗词作品。许多人闲来无事，会种花养草，既可以陶冶情操，也可以打发时间，佛手便是一种不错的选择。它植株翠绿，点缀几颗金黄色的佛手，不时散发出阵阵清香，令人赏心悦目。另外，拿佛手做装饰把玩，置于客厅或卧室，让人感到妙趣横生。

其实，佛手不仅有较高的观赏价值，而且具有珍贵的药用价值。中医学认为，佛手性温，味酸、苦、辛，功可疏肝理气、和胃止痛、燥湿化痰。《本草从新》谓其"理上焦之气而止呕，进中州之食而健脾"，临床上常用来治疗肝胃气滞引起的胸胁胀痛、胃痞脘满、食少呕吐、咳嗽痰多等病症。《本草纲目》中则称其："煮酒饮，治痰气咳嗽。煎汤，治心下气痛。"此外，佛手全身都是宝，据史料记载，佛手的根可治男人四肢酸软；佛手的花和果可泡茶，有消怒气作用等。佛手虽入药，但平常可食用的方法亦颇多，如泡茶、煮粥、制佛手酒及各种糕点等。

陈永灿说：

佛手色泽金黄，形似人手，形美而气味清香。《本草纲目》中对"佛手"有这样的描述："虽味短而香芬大胜，置笥中，则数日香不歇。寄至北方，人甚贵重。""其味（指舌尝）不甚佳而清香袭人。"意思说佛手香气四溢，放在竹篓里，留香持久，可持续数日。又因佛手清香素雅，形态庄严，古人常以此为岁朝岁寒（岁朝指阴历正月初一，岁寒指一年的严寒时节）的清供，罗列满屋，室中温暖，散发香气，有助调节空气，缓解人的情绪，使精神放松，对睡眠有益。

❖ 佛手猪肝汤 ❖

材料 · 佛手 12 克，鲜猪肝 150 克，生姜 3 片，大葱 1 根，盐适量。

做法 · 冲洗猪肝，置于盆内浸泡 1~2 小时清除残血，洗净切片，佛手、大葱分别洗净，大葱切段；将佛手放入锅内，加清水适量，煮沸约 15 分钟，滤渣取汁；猪肝片放入盆内，加姜片、葱段、适量盐略腌片刻，锅中倒入佛手汁，煮沸后加入猪肝片，煮一二沸即可。

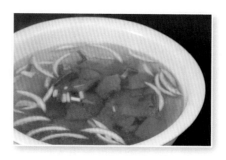

本补汤具有行气解郁、养肝明目的功效。适合情绪不佳、胸胁胀满、眼睛干涩的人群食用。

· 佛手炒芹菜 ·

材料 · 佛手 1 个，芹菜 240 克，盐、花椒、油、葱、姜适量。

做法 · 将佛手洗净，切丝；芹菜去叶，洗净，切小段。锅里倒入植物油，油热之后，倒入葱、姜、花椒煸炒出香气，然后倒入佛手丝、芹菜翻炒，待熟了之后放盐调味即可。

本药膳具有清热平肝、理气开郁的功效。适合有头目眩晕、脘腹胀满等症状的人群食用。

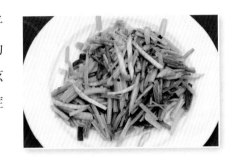

· 佛手养颜茶 ·

材料 · 佛手 6 片，玫瑰花 9 朵，洛神花 1 朵，红糖适量。

做法 · 佛手洗净切丝，与玫瑰花、洛神花一起放入玻璃杯中，冲入适量开水，静待 5 分钟，加入适量红糖调味，即可品饮。

本药茶具有疏肝理气、美容养颜的功效。适合情绪急躁、精神不振、面色少华、颜面色斑的人群饮用。

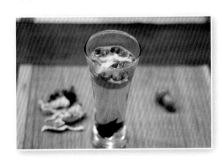

◆ 佛手苏梗粥 ◆

材料· 佛手 15 克，紫苏梗 6 克，粳米 120 克，白糖适量。

做法· 先将佛手、紫苏梗洗净，水煎取汁，待粳米粥八成熟时，放入药汁，共煮至熟，加入白糖少许调味。

本药粥具有疏肝理气、温中健脾等功效。适合胁腹胀满、嗳气吐酸、烦躁易怒的人群食用。

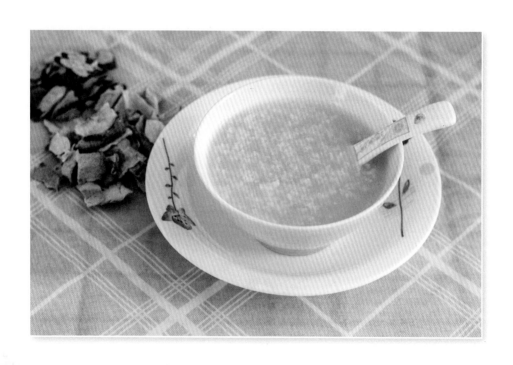

南楂不与北楂同，妙制金糕数汇丰。

色比胭脂甜如蜜，解醒消食有兼功。

露水白时山里红，冰糖晶块市中融。

儿童喜食欢猴鼠，也解携归敬老翁。

——清·杨静亭《都门杂咏》

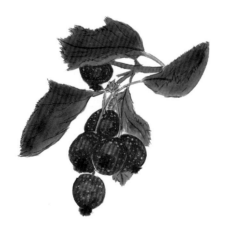

山楂

色比胭脂甜如蜜·解醒消食有兼功

　　这首诗首句指出南山楂和北山楂是山楂的不同品种，因地域不同，味道和功效差异大。金糕即山楂糕，旧时以北京汇丰斋的最有名。金糕有很多品种，如八宝金糕、桂花蜜糕和水晶金糕等，味道有别，各具特色。金糕的颜色如胭脂，味道甜如蜜，并且具有解渴、醒神、消食等功效。秋天白露时节是山楂成熟的季节，山里红果郁郁很好看，采下来的新鲜山楂加融化后的冰糖制成冰糖葫芦，晶莹剔透，让儿童喜上眉梢，欢快争食，活蹦乱跳，难能可贵的是他们还不忘带回家孝敬长辈。

　　山楂，又名山里红、红果、山里果等，在我国食用、药用已有上千年的历史。北方，秋霜降，寒冬来，雪花飘落时，家中除了柿子之外，便只有山楂最讨人欢喜，它是寒冬的养生珍宝。"都说冰葫芦儿酸，酸里面它裹着甜；都说冰葫芦儿甜，可甜里面它裹着酸。"一首《冰糖葫芦》唱遍大街小巷，可谓无人不知，无人不晓。但很少有人知道冰糖葫芦其实是宋代的一名中医发明的。南宋绍熙年间，一名中医为贵妃治病，用山楂制成冰糖葫芦，让她当零食吃，贵妃按此方法服用后，果然如期病愈。

　　山楂营养价值高，具有保健作用，味酸爽口，制法多样，可以做成山楂汁、山楂糕、果丹皮等。山楂如此广为人知，不仅因其酸甜可口、红艳悦目，更重要的还在于它的药用价值。明代李时珍在《本草纲目》中载其可以"化饮食，消肉积、癥瘕、痰饮、痞满吞酸、滞血痛胀"。中医临床上常用其来治疗肉食积滞、脘痞胀满、痰饮吞酸、小儿乳食停滞、泻痢腹痛、瘀血经闭等病症。中医学认为，山楂味酸、甘，性微温，山楂具有消食健胃、活血化瘀、收敛止痢等功效。因山楂具有一定活血化瘀的作用，故是血瘀型痛经患者的食疗佳品。

陈永灿说：

自古以来，医家认为山楂功擅助脾健胃、促进消化，为消油腻食积之要药。《本草纲目》中记载："山楂化饮食，消肉积……凡脾弱食物不克化、胸腹酸刺胀闷者，于每食后嚼二三枚，绝佳。"可以说山楂与肉食是绝佳的搭配。在药膳"山楂仔排"中，山楂的果香给肋排注入了酸甜的口感，入口黏稠又温柔，给食用者些许甜蜜温暖的感觉。

· 山楂肋排 ·

材料· 鲜山楂15个，猪肋排450克，葱、姜、糖、生抽、蚝油适量。

做法· 首先将山楂去核；烧一锅沸水加一勺料酒，猪肋排汆水，然后捞出洗净；热锅后倒油翻炒葱、姜，再倒入猪肋骨，一起中火炒到猪肋骨略微变黄后盛出备用，锅中只留底油；转中小火，将糖倒进，炒到褐色；将猪肋排倒入翻炒1分钟，倒500毫升清水、2勺生抽、1勺蚝油和去核山楂，大火煮沸后转中火焖煮20分钟；揭盖，转小火煮到收汁，关火即可。

本药膳具有健脾开胃、补中益气的功效。适合胃口不开、气虚乏力的人群食用。

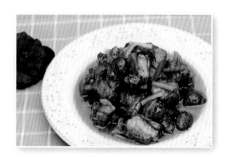

· 山楂排骨汤 ·

材料 · 山楂 30 克，排骨 300 克，大枣 6 枚，生姜 3 片，大葱 1 根，料酒、醋、食盐适量。

做法 · 将各食材洗净，山楂去核，大葱切段；砂锅内放入排骨和适量清水，将水烧开，撇去浮沫；炒锅内放油，烧热，加入料酒、醋爆炒排骨；加入热水，放入山楂、大枣、生姜和葱段，小火炖约 1 小时，加入食盐调味。

本补汤具有健脾开胃、益气补虚的功效。适合脾胃虚弱、纳食不佳、容易疲劳的人群食用。

［山楂排骨汤·廖永明·云南］

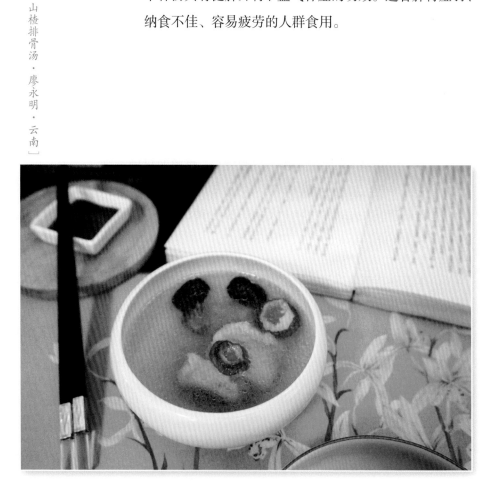

◆ 山楂绞股蓝茶 ◆

材料·山楂6片，绞股蓝1克，蜂蜜适量。

做法·将山楂、绞股蓝放入杯中，用开水冲泡，等待5分钟左右，水温合适时，调入适量蜂蜜，即可品饮。

本药茶具有消食开胃、化浊降脂的功效。适合食欲不振、消化不良、肉食积滞、血脂较高、体型肥胖的人群饮用。

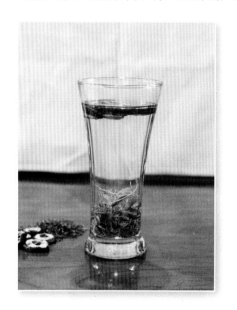

◆ 山楂莲枣粥 ◆

材料·山楂肉30克，粳米150克，莲子30克，红枣30克。

做法·山楂肉、红枣、莲子分别洗净，放入砂锅，加水煮至莲子熟烂，加淘洗干净的粳米，继续熬煮成粥即可。

本药粥具有健脾、补气、养血的功效。适合脾胃虚弱、消化不良、倦怠乏力的人群食用。

累累青子缀枝丫，一味含酸软齿牙。
不独曹军资止渴，也曾调鼎佐商家。

——宋·杨公远《梅实》

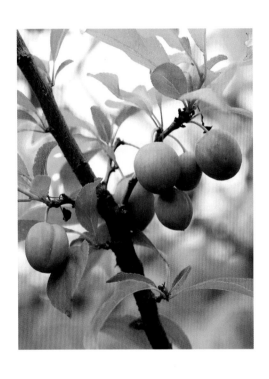

乌梅·累累青子缀枝丫·一味含酸软齿牙

梅实，未熟时为青梅，熟时为黄梅。青梅加工，即成乌梅。远远望去，青色的梅子缀满枝丫，甚是好看，但一入口能"软齿牙"，可知其酸。话说曹操行军渴了，对军士们说："前有梅林，梅子甘酸，可解渴。"士兵听了这番话，口水都流出来了，曹操就利用这个办法使军队得以赶到前面的水源。"望梅止渴"的故事离我们生活太远，然商家将梅子制成各种小吃就随处见了。显然乌梅佐食，古已有之。

乌梅又名桔梅肉、熏梅、梅实等，为梅树未成熟的果实，夏至前后采收，经烟火熏制而成，《本草纲目》中便记载："梅实采半黄者，以烟熏之为乌梅。"乌梅仍保留了青梅的那股子酸劲，《尚书》里有"若作和羹，尔唯盐梅"，在醋没有发明之前，乌梅就是厨房里的醋了。乌梅外表显黑褐色，果皮皱缩，以肉厚味酸为佳，炎炎夏日，挥汗如雨，此时能喝上一杯酸甜可口的酸梅汤，定是清爽止渴，心旷神怡。

乌梅作饮，历史颇为悠久，唐朝《大业杂记》有载："先有筹禅师，仁寿间常在内供养，造五色饮，以扶芳叶为青饮，楼楔根为赤饮，酪浆为白饮，乌梅浆为玄饮，江桂为黄饮。"乌梅汤即为玄饮，盖因其颜色为黑褐色。时间回到一千多年前的唐朝，那时没有电风扇、空调等消暑降温的工具，人们是怎样度过炎炎夏日的呢？乌梅汤是一个非常好的选择。古人将乌梅、山楂、甘草、陈皮、洛神花、桂花、冰糖放在一起煮汤。盛夏之时，饮用一碗乌梅汤，酸甜可口，清香怡人，既能消暑解渴，又可愉悦心情。

《神农本草经》载："梅实，味酸，平。主下气，除热烦满，安心，肢体痛，偏枯不仁，死肌，去青黑痣，恶疾。"《本草纲目》中说："乌梅，敛肺涩肠，治久嗽、泻痢、反胃噎膈、蛔厥吐利，消肿，消痰，解鱼毒、马汗毒、硫磺毒。"中医学认为，乌梅性平、味酸涩，无毒，具敛肺生津、涩肠安蛔之功，主治久咳、久泻、虚热烦渴、久疟、痢疾、呕吐等病症。孕妇吃了还能减轻妊娠呕恶，《随息居饮食谱》便记载："梅，酸温，温胆生津，孕妇多嗜之。"

陈永灿说：

青梅通过烟火熏制变黑，就成为乌梅，故又叫熏梅、梅实，但仍保留了青梅的酸劲。宋代李龙高作《乌梅》诗，托物言志，借乌梅酸性不受外界改变而变化的特点，表达了自己不受他人影响的高风亮节。"妇舌安能困董宣，曹郎那解污张翰。任君百计相薰炙，本性依然带点酸。"这首诗的大意是：炮制乌梅，虽然千方百计地熏烤，仍无法去除乌梅本来的酸味；不畏权贵、秉公执法的人，虽被说长道短、搬弄是非，仍不能掩盖他公正严明的光辉。

· 乌梅陈皮茶 ·

材料 · 乌梅3枚，陈皮丝3克，红枣3枚，冰糖适量。

做法 · 将红枣去核切丝，与乌梅、陈皮丝和冰糖一起放入杯中，冲入开水，静待5分钟，即可品饮。

本药茶具有理气化痰、养胃生津的功效。适合久咳久泻、嗳气恶心、咽干口渴、虚热烦渴的人群饮用。

乌梅生津饮

材料 · 乌梅 3 枚，冰糖或蜂蜜适量。

做法 · 将乌梅、冰糖或蜂蜜一起放入杯中，以开水冲泡，待冰糖或蜂蜜稍融化后，水温合适，即可品饮。

本药茶具有生津止渴、敛肺止咳的功效。适合虚热口渴、肺虚久咳、口干咽燥、久泻便溏的人群饮用。

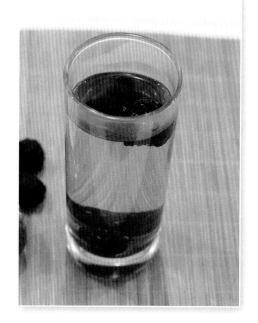

乌梅蜜饯枣

材料 · 乌梅 6 枚，细红糖 30 克，桂花 3 克，蜂蜜 60 克，红枣 30 枚。

做法 · 乌梅洗净，放入锅中，加入 1 000 毫升水，煮半小时，再小火收汁，捞出乌梅，留下乌梅汁；红枣洗净，去核，放入锅内蒸熟备用；乌梅汁加蜂蜜、红糖、桂花，搅拌均匀；再将红枣倒入乌梅汁内，封瓶保存即可。

本药点具有生津止咳、敛肺涩肠的功效。适合血虚兼有口干的人群食用。

◆ 乌梅葛根粥 ◆

材料 · 葛根 12 克，乌梅 6 枚，小米 120 克，冰糖 30 克。

做法 · 葛根洗净，放入锅中煎汤，去渣取汁；小米淘洗干净，放入水中浸泡 2 小时；锅中倒入葛根汁，加入小米、适量水，武火煮沸，转文火，加入乌梅、冰糖，熬煮成粥即可。

本药粥具有生津止泻的功效。适合阴津不足、大便溏软、口干咽燥的人群食用。

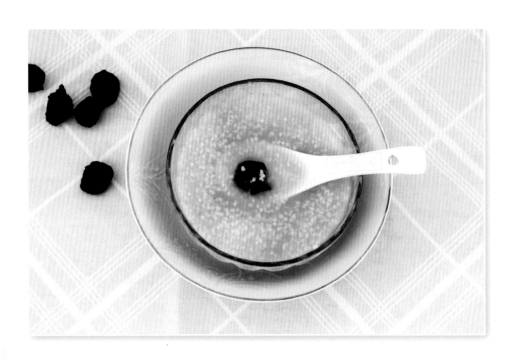

杏仁

出林杏子落金盘 齿软怕尝酸

出林杏子落金盘，齿软怕尝酸。

可惜半残青紫，犹有小唇丹。

南陌上，落花闲，雨斑斑。

不言不语，一段伤春，都在眉间。

——宋·周邦彦《诉衷情·出林杏子落金盘》

本词意为：刚刚摘下来的杏在闪着金光的盘子中滚动，清新的果香扑面而来。新鲜的杏子十分诱人，少女先尝为快，但杏还没熟透，酸多甜少，颜色也是青紫未红，咬下一口，牙齿酸软，杏子上留下一道小小的口红印。杏林附近，田间小路，落花满地，春雨点点，而杏子将熟，春逝夏至，少女伤春，蛾眉微蹙，重重心事，说与谁听？本词中的杏子鲜脆清香、青紫带酸，给人印象深刻。其实，不仅杏果能给人带来美妙的口感，杏核里的杏仁也有祛病健身的作用。

杏仁又名杏核仁、木落子等。喜欢杏仁的人，往往被它浓郁的香味所吸引。我们常吃的杏仁又叫南杏仁、甜杏仁，无毒，偏于滋润，具有润肺、止咳、滑肠等功效，对干咳无痰、肺虚久咳等症有一定的缓解作用。甜杏仁多用于食用，常见的杏仁露、杏仁酥、杏仁饼等基本用的都是甜杏仁，加入杏仁的菜肴糕点总是具有它专属的独特风味。能够入药的是北杏仁、苦杏仁，具有润肺、平喘的功效，对于因伤风感冒引起的多痰、咳嗽、气喘等症状疗效显著。中医学认为，杏仁具有止咳平喘、润肠通便的作用。如《本草求真》载："杏仁，既有发散风寒之能，复有下气除喘之力，缘辛则散邪，苦则下气，润则通便，温则宣滞行痰。"《本草纲目》曰："杏仁能散能降，故解肌、散风、降气、润燥、消积。"

陈永灿说：

杏仁功偏于滋润，且较为缓和，除应用于肺虚久咳或津伤便秘外，尚可明目聪耳。有传说，明代翰林李七逊夜宿道院，梦仙姑授方："汝旦旦食杏仁七枚，可致耳聪目明。"李氏如方服之，至老脑力敏捷。值得指出的是，入膳一般取甜杏仁。

◆ 双仁蜜饯 ◆

材料 · 炒甜杏仁 90 克，炒核桃仁 150 克，蜂蜜 300 克，清水适量。

做法 · 将炒甜杏仁放入锅中，加少量清水，煎煮 1 小时，再加核桃仁，共同煎煮，慢慢收汁；锅内将干时加蜂蜜，拌匀至沸即可。

本药点具有补肾益肺、润肤美容的功效。杏仁润肺润肠，核桃补肾壮腰。适合肺肾两虚型久咳、肾虚腰脚酸痛、肠燥便秘、皮肤干燥的人群食用。

杏仁炒蛋

材料· 甜杏仁 30 克，苦瓜 300 克，鸡蛋 3 个，油、盐、糖各适量。

做法· 苦瓜洗净，从中间剖开去瓤，切薄片，用开水焯 2 分钟，沥干备用；鸡蛋磕破，倒入碗中，放少许盐，打匀备用；小火热锅，用适量油把杏仁片稍炒熟，备用；热锅，放适量油，倒入苦瓜，放入适量盐、糖，翻炒至软，倒入蛋液，用铲从边向中间推几下，加入杏仁，翻炒几下，等蛋成块即成。

本药膳具有清热消暑、消食开胃、止咳润肠的功效。适合夏天食欲不振、容易中暑、肺热咳嗽、肠燥便秘等的人群食用。

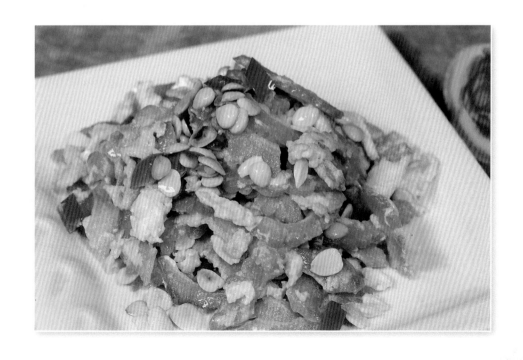

· 杏仁百合梨粥 ·

材料 · 甜杏仁 6 克，百合 15 克，鲜鸭梨 150 克，粳米 150 克。

做法 · 新鲜鸭梨洗净，切丁；杏仁去皮、尖；百合洗净；粳米淘洗干净。锅中加入适量水，放入百合、杏仁和粳米，武火煮沸，搅拌，文火煮，粥将成，放入鸭梨丁，一边搅拌一边熬煮，粥成梨熟即可。

功用：本药粥具有滋阴润肺、清热平喘的功效。适合于肺燥阴虚咳嗽、口干、咽干的人群食用。

杏仁陈皮粥 ·

材料 · 甜杏仁 6 克，陈皮 9 克，粳米 150 克，冰糖适量。

做法 · 陈皮洗净，切丝；杏仁洗净，捣碎；粳米淘洗干净，放入锅中，加入适量水，煮粥；粥将成时，加入陈皮丝、杏仁末，搅拌均匀，再煮 5 分钟即可。

本药粥具有化痰理气、利肺润肠的功效。适合咳嗽有痰、胸闷不舒、大便偏干的人群食用。

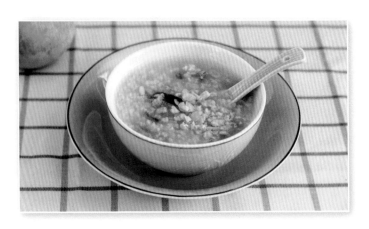

程子精微谈谷种，
谢公近似喻桃仁。
要须精别性情异，
方识其言亲未亲。

——宋·真德秀《咏仁》

桃仁

程子精微谈谷种·谢公近似喻桃仁

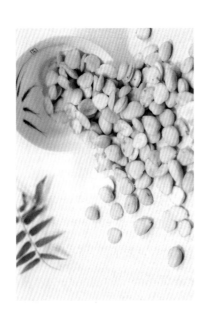

南宋诗人真德秀为宋代理学家朱熹的传人，他发扬朱熹的理学思想，创"西山真氏学派"。诗中"程子"即指北宋理学家程颐，是程朱理学的代表人物。"谢公"是宋朝政治家、文学家、药学家谢伋，他官至太常少卿，晚年辞官隐居黄岩，开辟药园，自号"药寮居士"，著有《药寮丛稿》20卷。朱熹与谢公有密切交往，曾作《题谢少卿药园二首》。在本诗中，程子以谷物种子为话题，谈自己的看法，谢公以入药的桃仁作比喻，说必须要亲自去了解种仁之间具体的差异，才能知道他们的言论正确与否。本诗借种仁辨识谈道学的方法。

《诗经》里"桃之夭夭，灼灼其华"，是诗人看见春天鲜艳的桃花，联想到新娘的年轻貌美。也许是因为先人看到桃花的美，所以想去尝试探究桃仁的功效。桃子去果肉，取核再去其壳，剩下的果仁，乃桃核之仁，名为桃仁。中国古代的医家们尝遍百草，也试过很多果蔬农产，这一味桃仁便是从中挖掘而出。桃仁可谓是治血病之要药，如上阵杀敌的将军一般，在血脉里"横冲直撞"，破开一切阻碍。正是它这神奇的特性，使桃仁药用的历史悠久。

《神农本草经》中说桃仁"味苦平，主瘀血、血闭瘕邪，杀小虫。桃花杀注恶鬼，令人好颜色"。桃仁主入血分，如《本草经疏》中说桃仁主治"凡经闭不通由于血枯，而不由于瘀滞；产后腹痛由于血虚，而不由于留血结块；大便不通由于津液不足，而不由于血燥秘结，法并忌之"。强调桃仁的活血祛瘀作用，兼有润肠通便之效，除此之外，桃仁又有止咳平喘之功。

陈永灿说:

明代诗人徐渭给张六丈七十岁大寿所作的贺寿诗中写道:"今年己丑腊嘉平,正君七十之生辰。三祖消息虽寥寥,桃仁传种还生桃。"意思是说张六丈祖上的信息已经很难追溯了,但一定如同桃子一样长寿多子,再老的桃仁都能长出新的桃树,结出新的桃子。桃自古以来就是长寿的象征,此处诗人选用桃仁的意象可谓别出心裁,有恭祝张先生大寿,且祝他子子孙孙无穷尽,福寿绵长之意。可见桃仁这一味中药的吉祥寓意更胜桃子一筹。而桃仁作为一味中药,其药效也胜过作为水果的桃子。

桃仁玫瑰粥

材料 · 炒桃仁 6 克,玫瑰花 3 克,粳米 150 克,红糖适量。

做法 · 桃仁浸泡后去皮尖;玫瑰花、粳米淘洗干净;锅中加入适量水,放入桃仁、玫瑰花,煎煮,去渣取汁;粳米放入药汁中,熬煮成粥;粥成时加红糖搅拌均匀即可。

本药粥具有活血化瘀、散寒止痛的功效。适合血瘀寒凝所致月经不畅、痛经、产后腹痛、关节冷痛等人群食用。

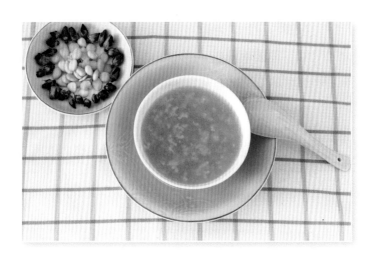

◦ 桃松芝麻粥 ◦

材料 · 炒桃仁6克，芝麻15克，松子仁9克，粳米150克，冰糖适量。

做法 · 桃仁、松子仁、芝麻一起焙干打粉，成三仁粉；粳米洗净，放入锅中，加入适量水熬粥；粥成时，加入三仁粉，搅拌均匀，加冰糖调味即可。

本药粥具有益精健脑、润肠通便的功效。适合精血不足引起失眠、健忘、习惯性便秘等中老年人群食用。

◦ 桃仁酥 ◦

材料 · 桃仁9克，低筋面粉210克，玉米油150克，糖粉60克，细砂糖75克，盐9克，鸡蛋60克，小苏打粉12克，无铝泡打粉12克。

做法 · 玉米油、糖粉、细砂糖、盐混合，搅拌均匀，加入一半量的蛋液搅拌；加入低筋面粉、小苏打粉、无铝泡打粉，搅拌揉捏成面团；桃仁洗净，放进锅里翻炒，后取出待凉碾碎，拌入面团；分成大概20个面团，用手搓圆后压扁，面团中间压一个小凹陷即成桃仁酥生坯；面团上涂2次蛋液，烤箱预热180℃，将小酥生坯放入烤箱，烤20分钟左右即可。

本药点具有活血通便的功效。适合偏瘀血体质兼有便秘的人群食用。

莲子

新收千百秋莲菂，

剥尽红衣捣玉霜。

不假参同成气味，

跳珠碗里绿荷香。

——宋·黄庭坚《邹松滋寄苦竹泉橙麹莲子汤三首·其一》

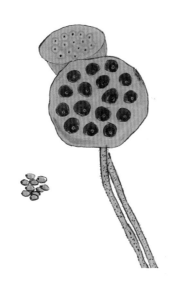

新收千百秋莲菂 · 剥尽红衣捣玉霜

秋天是丰收的季节，自然界的万物在经历了春季的生发、夏季的长养后，进入到硕果累累的秋季。作者于此时收获了成百上千的莲子，内心甚是欢喜。诗中写道，剥去外面红皮的莲子晶莹如玉，把它们放到碗里捣碎以备食用。不需要掺和其他的味道，莲子本身的清香已足够沁人心脾，怡情养神。碗中的莲子在被捣的时候，有的跳到了外面，如弹珠一般。捣完莲子，碗里散发着一股淡淡的荷叶香味。拿一些莲子去做汤吧，你会获得意想不到的保健效果！

莲子是平时生活中十分常见的养生食材，幽淡的清香和甘甜的口味甚是惹人喜爱。中国先民采食莲子的年代颇为久远，考古人员曾在河南郑州大河村发现2颗距今五六千年的已碳化的莲子。20世纪初，大量古莲子在中国辽东半岛新金县普兰店东郊被发现，孙中山先生东渡日本时，带了4颗赠予日本友人田中隆，田中隆请日本古生物学家大贺一郎对其进行研究。经过测定，这些古莲子约有千年之久，通过精心培育，它们竟然萌芽长出新株。莲子的绵长生机，着实令人叹为观止。楚楚动人的莲花孕育了口感清新的莲子，新鲜的莲子甘润多汁，芯亦不甚苦，等其渐渐成熟，仿佛经历了世间百态，渐渐变得坚韧，将那颗苦涩的心紧紧包裹。

莲子是药食两用的佳品，不仅可以作为食材用来煮粥、煲汤、做羹，而且还是一味很好的中药材，在临床应用颇广。中医学认为，莲子具有清心健脾、养心安神、止泻固精、益肾止带之功，可用于治疗心烦失眠、脾虚久泻、便溏、久痢、腰痛、遗精、带下等病症。《神农本草经》谓莲子"久服轻身耐老，不饥，延年"，可见其养生保健的作用亦很突出。

陈永灿说：

形容莲的美，古代文人从来都不会吝啬华丽的辞藻，宋代张先《画堂春·外湖莲子长参差》中写道："外湖莲子长参差，霁山青处鸥飞。水天溶漾画桡迟，人影鉴中移。桃叶浅声双唱，杏红深色轻衣。小荷障面避斜晖，分得翠阴归。"这首诗描绘雨后长满了莲蓬的外湖水天一色，鸥鹭与佳人共戏的美景。

· 莲子党参粥 ·

材料· 莲子 30 克，党参 15 克，粳米 120 克，大枣 6 枚，红糖 30 克。

做法· 莲子、党参研成细末；大枣洗净、去核、切碎；粳米淘洗干净。锅中倒入适量水，放入莲子、大枣、粳米、党参，共同熬煮成粥，粥成时加红糖调味即可。

本药粥具有补脾止泻、养心安神的功效。适合脾虚泄泻、心悸、失眠的人群适量食用。

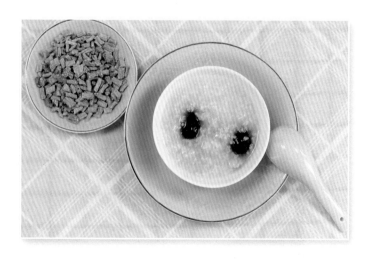

◆ 莲子银耳红枣羹 ◆

材料· 莲子 45 克，银耳 15 克，红枣 6 枚，冰糖适量。

做法· 将莲子、红枣洗净；银耳洗净泡发，与莲子、红枣一起
放入砂锅内，加清水适量，大火煮沸后改小火；煮至莲
子烂熟，加入冰糖调味。

本补汤具有补脾润肺、养心安神、美容养颜的功效。适
合口干舌红、面色不佳、夜寐欠安的爱美人群食用。

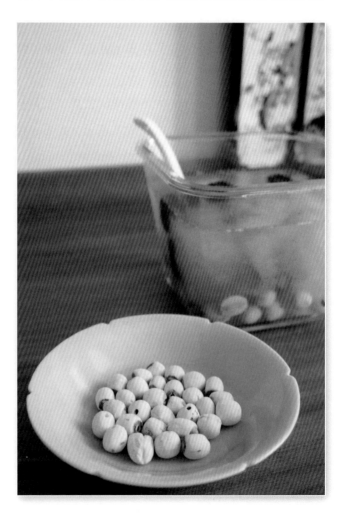

莲子百合瘦肉汤

材料· 莲子 45 克，百合 30 克，猪瘦肉 150 克，食盐适量。

做法· 将各食材洗净，猪瘦肉切丝；把莲子、百合放入砂锅中，加适量清水，大火煮开后转小火煲 30 分钟；加入瘦肉丝稍滚 9 分钟，放入食盐调味。

本补汤具有健脾益气、清心安神的功效。适合稍有乏力、心情烦躁、睡眠不佳的人群食用。

莲子山药饭

材料· 莲子 30 克，山药 30 克，大枣 15 克，糯米 150 克，植物油 3 克，细红糖 15 克。

做法· 莲子、山药、大枣洗净，山药去皮，放入蒸锅内蒸熟备用；糯米洗净，放入蒸锅蒸熟后取出，加入少量植物油搅拌；再取一只碗，底部放入莲子、山药、大枣，上面盖上糯米饭，再放入蒸锅蒸 15 分钟左右，取出稍凉后撒上红糖即可。

本药点具有补脾止泻的功效。适合脾胃虚弱兼有便溏的人群食用。

圆荷破蓬苞，孤茎上藕梢。

雨撑栖鹭屋，风卷荫龟巢。

溪友裁巾帻，虚人作饭包。

小娃曾已折，新月里湖坳。

——明·杨基《荷叶》

荷叶·雨撑栖鹭屋·风卷荫龟巢

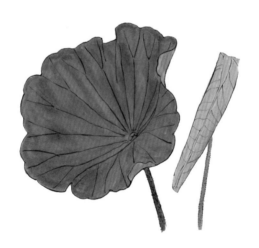

本诗对荷叶的生长及其用途进行了生动描写。池塘中亭亭玉立的翠绿荷叶，是由水下一颗颗小小的莲子（药）长成的。随着时光的流逝，荷叶破苞而出，慢慢露出水面，挺立在莲藕之上。初生的荷叶如碧玉一般，像一把把撑开的伞，风雨之中，为鸟儿遮雨，为龟儿挡风。在溪上游玩的朋友将荷叶摘下，裁成头巾，可以遮蔽夏天的烈日，带来清凉。身体虚弱的人们则用荷叶包裹大米，配以其他食材，蒸制成荷叶包饭。荷叶饭是岭南地区的特色点心，久负盛名，有养身补虚之功。

荷，古代又称"芙蕖"。夏秋季节，杭州西湖的一大美景便是湖中之荷，以"接天莲叶无穷碧，映日荷花别样红"来形容一点都不为过。赏荷不仅要赏荷花的红粉多姿，更少不了荷叶的浓淡碧绿衬托。站在岸边深吸气，便会闻到一股沁人心脾的香，这不仅有荷花散发出的幽香，更多的应该是如盘的荷叶透出的清新之气。《爱莲说》中的"出淤泥而不染"赞荷花之品质，荷叶又何尝不是呢。殊不知，荷除了用来观赏之外，其全身皆可入药。

《食疗本草》中最早记载了荷叶的功效，在"莲子目"下，释为"破血"。由"食"字可见其能作为日常食用之物。由"疗"字可知其不仅仅是果腹之食那么简单，还有中药药性，能用于治疗疾病，只不过药性较为和缓，可长期使用，以在潜移默化中纠正人体质之偏颇，达到疗病或治未病的目的。这就是在中国历千年而不衰的"食疗"。

荷叶能用于减肥，此功效古代典籍中已有记载，如《本草纲目》中记载"荷叶升发阳气、去脂瘦身"《本草求真》中说"服荷叶过多，令人瘦劣"。除此之外，荷叶还有诸多功效，概括来说，荷叶具有清热解暑、升发清阳、散瘀止血等功效，主治暑热烦渴、头痛眩晕、脾虚腹胀、吐血下血、产后恶露不尽等。

陈永灿说：

炎热烦躁的夏日，荷塘也是避暑的好去处，观赏荷叶荷花，采一枝荷叶撑在头顶，绝对是一把很好的天然遮阳伞。荷叶既可观赏，又是烹饪原料，取其清香，可增味解腻。日常饮食中，除了能够做成荷叶饭，又可入膳、泡茶，还是不可多得的煲汤食材，于汤中加入几片荷叶，既能浓香馥郁，又可开胃消食，制成各种美味佳肴。

❖ 荷叶龙井茶 ❖

材料· 干荷叶 3 克，龙井茶 3 克。

做法· 干荷叶洗净切丝，和龙井茶置于壶中，冲入适量开水，等待 3 分钟，滤出茶汤，即可品饮。

本药茶具有清暑化湿、提神解渴的功效。适合暑热烦渴、夏季疲乏、头身困重的人群饮用。

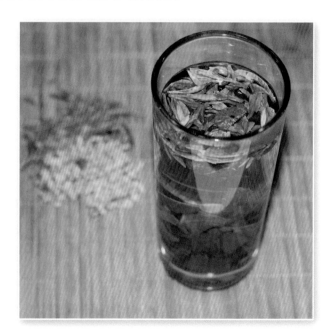

微信扫码
配套验方特辑
名家养生讲堂
中医养生群友
诗词里的药材

· 荷叶粉蒸肉 ·

材料· 鲜荷叶3张，五花肉450克，炒米粉120克，酱油、料酒、味精、花椒适量。

做法· 将五花肉切成大小均匀的长条，加入料酒、酱油、花椒、味精、白糖拌匀后腌制半小时，然后加入炒米粉拌匀待用；再将每张荷叶切成小方块，每块荷叶上放一块肉和少许米粉，将其包好，放在盘中上屉蒸烂即成。

本药膳具有开胃消食、健脾祛湿的功效。适合体虚脾弱，易为暑湿所伤，而致食欲不振甚或泄泻等症的人群食用。荷叶的清香加上其降脂的作用，使五花肉肥而不腻，米粉软糯可口，甚是美味。

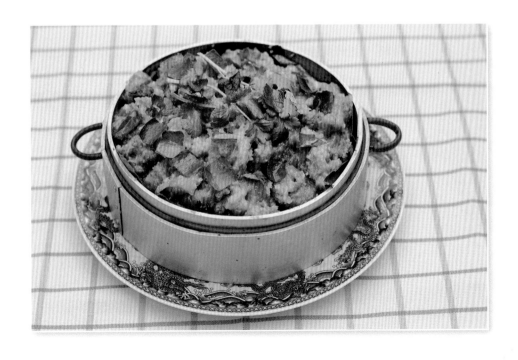

◆ 荷叶海蜇汤 ◆

材料· 荷叶 30 克，海蜇 240 克，西瓜皮 300 克，丝瓜 300 克，食盐适量。

做法· 海蜇、西瓜皮、丝瓜洗净切块，荷叶洗净；将海蜇、西瓜皮、荷叶放入锅内，加入清水适量，大火煮沸后，小火煲 30 分钟，再放入丝瓜，煲沸片刻，加入食盐调味。

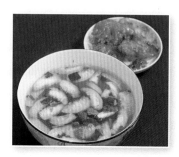

本补汤具有清热解暑、化痰止咳的功效。适合暑热伤肺、咳嗽痰黄、大便干燥的人群食用。

◆ 荷叶莲藕粥 ◆

材料· 新鲜荷叶 1 片，莲藕 60 克，粳米 120 克，冰糖 30 克。

做法· 新鲜荷叶洗净，放入锅中，加水煎汤，去叶取汁；莲藕去皮，洗净切丁；粳米淘洗干净后放入荷叶汁中，武火煮沸，加入莲藕丁，文火继续熬煮成粥，加入冰糖调味即可。

本药粥具有清暑、降脂的功效。适合因夏季暑热引起头晕恶心、食少腹胀的人群食用。

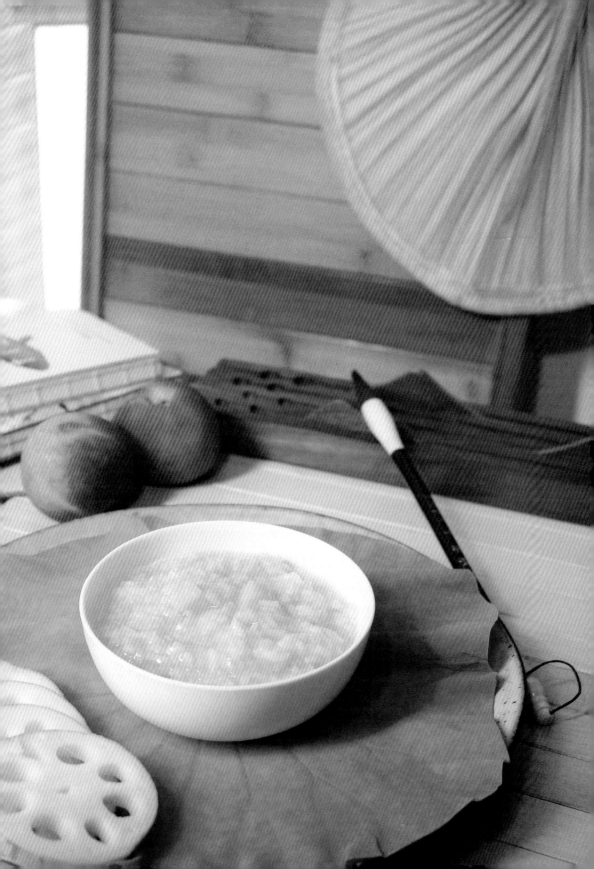

木瓜

经霜著雨玉枝疏 除却宣城总不如

经霜著雨玉枝疏，
除却宣城总不如。

久入神农为药品，
曾从孔子见苞苴。

味涵玉液酸仍涩，
囊蹙金砂实不虚。

深感故人相赠与，
此情何以报琼琚。

——明·丘浚《谢
送木瓜》

　　木瓜是我国特有的果树，春秋时代的文学巨作《诗经》中即有"投我以木瓜，报之以琼琚"。古来木瓜寓意高贵典雅，直至明代尤甚。明代丘浚收到友人赠送的木瓜，遂作本诗咏之。木瓜树冠疏散，经受风霜雨露，总属宣城的木瓜品质最佳。长久以来，它既作为《神农本草经》中的药品，也一直是文人墨客间相互馈赠的珍贵礼物。它的内在很充实，汁液味道酸中带些涩感。诗人非常感谢老朋友相赠此物，不知这份情谊该用什么厚礼来回馈。这首诗表达了友人间的深情厚谊。

　　木瓜分为宣木瓜和番木瓜两种。宣木瓜以安徽宣城所产最为著名，《本草纲目》记载："木瓜处处有之，而宣城者为佳。"故有宣木瓜之称。宣州种植宣木瓜已有1 500余年历史，早在南北朝时期已定为"贡品"。因此，在全国各地的木瓜品种中，宣木瓜是一枝独秀，极负盛名。宣木瓜性温，味酸。有平肝舒筋、和胃化湿的功效。主治湿痹拘挛、腰膝关节酸重疼痛、吐泻转筋、脚气水肿等病症。番木瓜产于云南等华南之地，常做水果食用，有"万寿果"之称，它味甘，性平，有健脾消食、滋补催乳、舒筋活络、驱虫之功。可治疗食欲不振、产后缺乳、饮食积滞、脘腹疼痛、腰腿酸痛、四肢麻木等病症。

木瓜的药效在古代医籍中多有记载。《本草纲目》言其"强筋骨，下冷气，止呕逆，心膈痰唾，消食，止水利后渴不止，作饮服之……去湿和胃，滋脾益肺，治腹胀善噫，心下烦痞"。

陈永灿说：

木瓜因化湿的功效还有一则趣事。《本草备要》中记载，一船途经金陵，因船员喜爱木瓜的芳香，购大量置于身中。不久船员即因解不出小便而痛苦不堪，而以利水通淋治疗亦未见效，遂请名医郑某诊治。郑氏一登上船便闻及木瓜的逼人香气，笑说："搬去此物，溺即出矣。"船员们遂将木瓜尽投江中，果然不药而愈。实际是因为船上有大量木瓜而致芳香化湿太过，导致小便少的症状，所以搬去木瓜便可自愈。

木瓜桂杞粥

材料 · 木瓜 1 个，桂圆 15 枚，枸杞子 30 克，葡萄干 15 克，糯米 150 克，冰糖适量。

做法 · 将木瓜冲洗干净，用冷水浸泡后，上笼蒸熟，趁热切成小块。桂圆去壳，枸杞子、葡萄干用温水泡开；糯米淘洗干净，用冷水浸泡半小时，捞起，沥干水分；锅中加入适量水，放入糯米，武火煮沸，转文火熬煮 30 分钟，加入木瓜块、枸杞子、葡萄干和桂圆肉，再煮一二沸，加冰糖调味，续煮至糯米软烂即可盛起食用。

本药粥具有健脾益血、抗衰养颜的功效。适合工作压力较大、皮肤干燥、气血偏亏的人群食用。

材料· 木瓜 150 克，里脊肉 150 克，鸡蛋 1 个，盐、油、料酒、胡椒粉、淀粉、糖、番茄酱各适量。

做法· 木瓜去皮，切为两半，取一半将头尾切掉，切块后装入榨汁机中打碎成泥状或者捣碎成泥状，另一半只切成木瓜块即可。鸡蛋磕破，蛋清、蛋黄分离，将蛋清打成蛋液，蛋黄另作他用。将里脊肉洗净，切丝，加入料酒、胡椒粉、盐腌制片刻，加入淀粉、蛋液抓匀。锅里倒入油，将肉丝一根根夹入锅中，煎炸至表面酥脆，捞出备用。锅里留少许底油，倒入木瓜泥，加入糖，小火加热至糖融化。将刚才炸好的肉丝放入锅中搅匀，加入番茄酱，放入木瓜块翻拌均匀即成。

本药膳具有健脾开胃、化湿催乳的功效。适合食欲不振、产后缺乳、饮食积滞、腰膝关节酸重疼痛的人群食用。

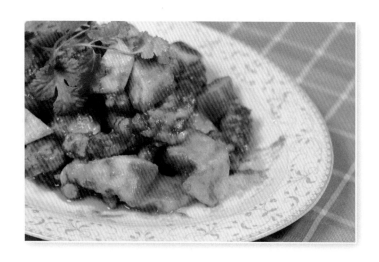

木瓜带鱼汤

材料 · 木瓜 150 克，带鱼 300 克，生姜 3 片，大枣 6 枚，食盐适量。

做法 · 带鱼洗净（腹内黑膜刮净）、切块，木瓜洗净、切块，大枣洗净；热锅内放油，待油烧至七成热，放入带鱼块和姜片，小火煎至两面微黄；砂锅内放入适量清水煮开，加入带鱼、木瓜、大枣和生姜，小火炖 1 小时，加入食盐调味。

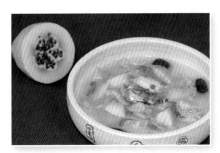

本补汤具有健脾开胃、补血养肝的功效。适合气血不足、食欲不振、面色欠佳的人群食用。

木瓜红糖包

材料 · 木瓜肉 300 克，红枣 60 克，茯苓粉 30 克，面粉 450 克，酵母 6 克，红糖 30 克，牛奶 30 毫升。

做法 · 红枣洗净去核，和木瓜肉一起煮熟后碾碎，滤去水分后制成馅料备用；面粉、茯苓粉、酵母混合，加温水搅拌，再加红糖、牛奶，揉捏均匀后，等待发酵；待面团发酵至原来两倍后，均分成若干个，依次裹入木瓜馅料，捏成包子；包子上蒸笼，蒸 15 分钟左右即可。

本药点具有温中、化湿、活络的功效。适合脾虚湿阻引起的胃脘胀闷、消化不良、体倦的人群食用。

愁苦人意未相谙，
率以初尝废后甘。
王氏有诗旌橄榄，
可怜遗咏在巴南。

——宋·程敦厚
《余甘子》

余甘子入口的感觉是酸涩中带着一丝苦涩，回味起来却是甘甜的，很多人因为初尝的苦涩而放弃了品尝回甘的机会，这种先苦后甜，与本诗开头"愁苦人意"有某种契合之处，是诗人留给读者的思考空间。余甘子又称"滇橄榄"，曾经有诗歌赞扬它，可惜只在巴南偏僻之地吟咏流传。余甘子因回甘而得名，诗人将其味觉感受上升到了人生哲理的境界。不仅如此，有这种特殊回甘的余甘子也有很好的食用和药用价值。

余甘子在中国首次记载于晋代嵇含《南方草木状》，名字叫"庵摩勒"，这是外来译音。这个名称同佛经一起由印度传入我国，古印度僧侣尊其为"圣果"。我国两广一带长大的人，怕都吃过喉甘子吧？它又叫油甘子，其果鲜食酸甜酥脆而微涩，回味甘甜，故又名"馀甘"。将近 2000 年前的印度古医书《遮罗迦集》中，余甘子是一种重要的"长年药"，功效非凡。与之类似的还有诃黎勒，也就是诃子，在印度留学的义净和尚记载，

"若能每日嚼一颗，咽汁，亦终身无病"。

在中医药古籍里，它的作用可多了，诸如"久服轻身，延年长生""以变白须发有验"等，轻身延年即现在所说的抗衰老、助长寿，而且余甘子可以久服，无副作用。《本草拾遗》补充其功效曰："取子压取汁和油涂头生发，去风痒，初涂发脱，后生如漆。"可见其还具有生发、乌发的功效，可用于煮水洗头。《中国药典》记载，余甘子有清热凉血、消食健胃、生津止咳的功效。可用于治疗血热血瘀，消化不良，腹胀，咳嗽，咽痛，口干等。古典医籍《唐本草》云其"主风、虚、热、气"，《海药本草》曰"主上气咳嗽"。

余甘子果实甘寒无毒，鲜果有消食、利尿、收敛、祛风热、益气、强心和护肝之效。还可通过增强免疫力，提高人体对疾病和感染的抵抗能力。如将余甘子鲜果汁或干果粉与蜂蜜混合，每日早晨服 5 克或 5 毫升。久之，有防病健身、防止毛发变白、益寿延年之效，特别适合老年人服用。

陈永灿说：

宋代黄庭坚作诗《更漏子》，介绍了一种名为"庵摩勒"的果子，非中原原产，长得跟蒙了一层白霜的半透明的珍珠一样，味道酸甜可口，堪比月宫玉兔所捣的仙药，被人们称为"席上珍馐"。此果又名"馀甘"，因其味道先酸后甜，无论何时品尝，令人回味无穷。在古代此果甚不易得，而它的美味又令人垂涎，足见其珍贵。

· 余甘子炖海螺 ·

材料 · 余甘子9枚，鲜海螺肉180克，生姜3片，盐、料酒适量。

做法 · 余甘子洗净；鲜海螺肉用盐水洗净，切薄片状。将上述食材一起与生姜放进炖盅内，加少量料酒，加冷开水1 200毫升，加盖隔水炖 2.5 小时，调入食盐即可。

本药膳具有清热利咽、滋阴润燥、补益明目的功效。适合有咽部干痒、眼干、眼涩、眼疲劳、干咳的人群食用。

· 余甘子猪肺汤 ·

材料 · 余甘子 3 枚，猪肺 150 克，大枣 6 枚，盐适量。

做法 · 猪肺洗净切片，余甘子、大枣分别洗净；锅内放清水适量，加入猪肺，大火煮开后撇去浮沫，加入余甘子和大枣，改小火继续煮 1 小时，放入食盐调味。

本补汤具有生津润喉、清肺止咳的功效。适合口渴舌红、常欲饮水、干咳无痰的人群食用。

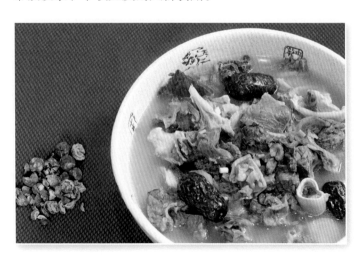

［余甘子猪肺汤］

余甘芦桔粥

材料· 余甘子 15 克，芦根 15 克，桔梗 6 克，粳米 150 克，冰糖适量。

做法· 余甘子、芦根、桔梗洗净，用干净纱布包裹，扎紧袋口；大米淘洗干净，浸泡 1 小时。锅中加入适量水，将药包放入锅中，煎煮 2 次，去渣留汁。粳米放入药汁中，煮成粥，加入冰糖调味即可。

此药粥具有清热利咽、生津止渴的功效。适合风热犯肺所致感冒咽痛、口干烦渴、咳嗽痰黏等人群食用。

余甘山药卷

材料· 余甘子 300 克，山药 300 克，红糖 30 克。

做法· 余甘子洗净，用盐水稍微浸泡后取出，放入锅里，加水，水不宜过多，熬至余甘子稀烂，碾碎，再过筛，得到细腻的果泥，重新倒回锅中，加入红糖，搅拌成果酱备用；山药洗净去皮，放入锅里，煮熟，放入保鲜袋中，按成泥；将山药泥铺在油纸上，用擀面杖擀平成大小合适的四方形状，待冷却成形；在山药泥面上涂上果酱，卷起山药泥成山药卷，切成小块即可。

本药点具有消食健脾、生津止渴的功效。适合消化不良、腹胀的人群食用。

花椒

调浆美著骚经上
涂壁香凝汉殿中

欣忻笑口向西风，
喷出元珠颗颗同。

采处倒含秋露白，
晒时娇映夕阳红。

调浆美著骚经上，
涂壁香凝汉殿中。

鼎鍊也应知此味，
莫教姜桂独成功。

——宋·刘子翚
《花椒》

这首诗描写了花椒的形态及其功用，生动传神，仿佛那颗颗花椒就在眼前。看着那花椒树上一颗颗花椒张着笑口，迎着西风，好像很欣喜的样子，凸出的那圆圆的珠子一个个都跟孪生的似的一模一样。刚采下来的花椒仿佛含着露水一样，晒干之后的却像那夕阳一样艳红。《离骚》中记载了花椒用于调味，汉代宫殿里用含有花椒的涂料装饰墙壁，香气久久不散。在做菜的时候不能只用生姜、肉桂之类的香料，加入一些花椒，会别有一番滋味。

花椒又名蜀椒，作为一种日常烹饪中必不可少的食用香料，大家都很熟悉，也很容易获得。但可别小看了花椒，它不仅能丰富菜肴的味道，炒菜或煲汤时放入一些花椒，可以使菜品或羹汤的香味增色不少，还具有许多神奇的养生保健功效。关于它的养生保健作用，古人已有认识。宋代的《证类本草》中言"久服之头不白，轻身增年"，明代李时珍《本草纲目》中也提到："椒乃玉衡星精，服之令人体健耐老。""椒，纯阳之物，其味辛而麻，其气温以热。入肺散寒，治咳嗽；入脾除湿，治风寒湿痹，水肿泻痢；入右肾补火，治阳衰溲数，足弱，久痢诸证。"中医学认为花椒味辛、性热，具有温中行气、散寒止痛、健脾祛湿、补火助阳、杀虫止痒的功效，常用于治疗脘腹冷痛、呕吐泄泻、胸中气闷、虫积腹痛、湿疹阴痒等病症。寒湿体质的人可以通过花椒来进行调理，其中最为常见的方法便是食用或者煮水泡脚。花椒还具有很好的止痛功效，如在牙痛难以忍耐时，将适量的花椒放在牙痛的部位嚼一下，疼痛会得到一定的缓解。

陈永灿说：

花椒是药食同源的天然植物香料，一个看似平凡的香料却隐含着深厚的文化底蕴。我国用花椒最初是为了敬神，见于《诗经·陈风·东门之枌》："谷旦于逝，越以酸迈。视尔如荍，贻我握椒。"花椒也能制酒，以椒入酒是荆楚风尚。后来王室宫廷用花椒涂四壁，大修"椒房"，取花椒多子之意。

· 花椒炒鸡蛋 ·

材料 · 花椒 15 克，鸡蛋 3 个，油、盐各适量。

做法 · 先将花椒捡去椒目，热锅稍炒，用石臼研细末，备用；鸡蛋磕破，倒入碗中，打匀，备用。在锅内放入适量油，待油熟后放入花椒粉，略炒片刻，倒入鸡蛋液，翻炒成块，加盐，再翻炒一会，蛋熟即成。

本药膳具有温中散寒、补火助阳的功效。适合虚寒腹痛、腰膝冷痛、寒湿体质的人群食用。

❖ 花椒麻香鸡 ❖

材料· 花椒30克，笨鸡（柴鸡）600克，油、味精、盐、姜、葱、干辣椒、酱油、醋、葱、熟芝麻各适量。

做法· 将笨鸡宰杀，去毛及内脏，整鸡放入开水锅内煮至九分熟捞出，剁成块。把鸡皮朝下在碗内，逐块摆放整齐，劈成两块的鸡头和碎鸡块及姜、葱放在上面。用油在武火上炸焦花椒、辣椒，连油一起倒进盛有鸡块的碗里，将酱油、醋、盐、味精、熟芝麻等一起调匀，也倒进盛有鸡块的碗里即成。

本药膳具有除湿健胃、温中散寒的功效。适合食欲不振、呕吐清水、腹部冷痛的人群食用。

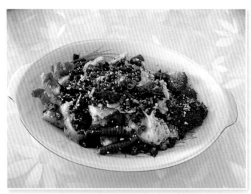

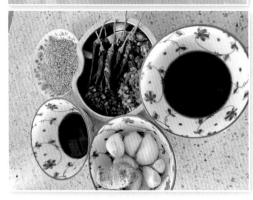

陈永灿说·诗词里的 **本草滋味** 果部

162

［花椒麻香鸡·小丑鱼·遵义］

花椒红枣姜茶

材料 · 花椒 6 粒，红枣 3 枚，生姜 1 片。

做法 · 将红枣去核切丝，生姜切丝，和花椒一起放入壶中，冲入开水，加盖焖 5 分钟，即可品饮。

本药茶具有温中行气、驱寒止痛的功效。适合胃脘冷痛、恶心呕吐、腹冷泄泻的人群饮用。

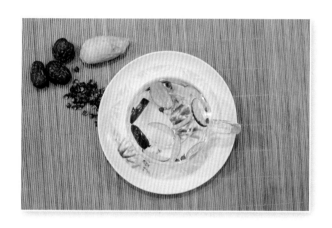

花椒猪肚汤

材料 · 花椒 12 克，猪肚 240 克，生姜 6 片，八角、料酒、食盐适量。

做法 · 将猪肚反复用水冲洗干净；将花椒、姜片、八角放入猪肚内，并留少许水分；把猪肚的头尾用线扎紧，放入盛有适量清水的砂锅内，加入料酒，大火煮开后，小火煲 1 小时，至猪肚酥软，加食盐调味。

本补汤具有温中散寒、健脾养胃的功效。适合脾胃虚寒、食欲不振的人群食用。

罗汉果

团团硕果自流黄　罗汉芳名托上方

团团硕果自流黄，

罗汉芳名托上方。

寄语山僧留待客，

多些滋味煮成汤。

——宋·林用中
《赋罗汉果》

金秋时节，天朗气清，大自然到处呈现一片丰收的景象。俊秀的山间藤条茂密，一团团深绿色的果子挂于其中，成熟之时，若果皮破裂，便会有金黄色的果汁流出。这些果子有一个动听的名字——罗汉果。罗汉，即佛学中阿罗汉的简称，是心身六根清净、断除无名烦恼的圣者。此果之名以罗汉冠之，寓意十分美好。将罗汉果搭配一些其他新鲜的食材，细火慢炖，熬煮成汤，清爽可口，醇香怡人。山中的贤僧，请多采摘一点罗汉果贮存起来，以备款待远道而来的客人，让他们也能品尝到这样难得的美味。

罗汉果又名长寿果，是一味药食两用之品，具有很高的营养价值，所以又被誉为"神仙果"。相传很久以前，天下虫灾肆虐，民不聊生，神农氏为寻灭虫之方而尝尽百草，佛祖怜悯神农之苦，便派十九罗汉下凡相助。其中有一位罗汉愿力宏大，誓要灭尽人间虫灾才回天界。发愿完毕，便化身为罗汉果。

现代社会登山爱好者众多，若问为何喜欢登山，有说追求艰险挑战的，有说期待巅顶有奇异之景的，总之答案不一。朱熹曾描写过关于登山的一幅场景"目劳足倦登乔岳，吻燥肠枯到上方。从遣山僧煮罗汉，未妨分我一盃汤"，意思是说：登山途中，若感到身体疲惫、口干舌燥，这时倒真是希望有一山僧立于路边，送上一碗罗汉汤，也就是我们平常所说的罗汉果茶，这样可以解除登山带来的疲乏。

中医学认为，罗汉果其性凉，味甘，无毒，具有清热润肺、利咽开音、生津止咳、润肠通便之功效，常用于治疗肺热燥咳、咽痛失音、肠燥便秘等。

陈永灿说：
罗汉果的食法有很多种，主要是用于冲泡茶饮。在罗汉果两头各钻一小洞放入茶杯中，冲入开水，不久便是一杯色泽红润、味甘气香的饮品。也可把皮剥开泡水，若嫌味道太浓，可每次掰一小块。

ᐧ 罗汉果洋参茶 ᐧ

材料 · 罗汉果1个，西洋参6片。

做法 · 先将罗汉果洗净，压碎，与西洋参片一起放入壶中，用开水冲泡，加盖焖5分钟，滤出茶汤，即可品饮。

本药茶具有清肺润喉、补气养阴的功效。适合咽痛咽痒、口干舌燥、干咳少痰、少气乏力的人群饮用。

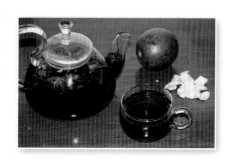

罗汉果开胃饮

材料 · 罗汉果1个，山楂6片，洛神花1朵。

做法 · 先将罗汉果洗净，压碎，与山楂、洛神花一起放入壶中，加开水冲泡，加盖焖5分钟，滤出茶汤，即可品饮。

本药茶具有健脾开胃、生津润喉的功效。适合咽喉肿痛、食欲不振、消化不良、情绪紧张的人群饮用。

罗汉果炖猪蹄

材料 · 猪蹄150克，罗汉果1个，生姜3片，大葱1根，料酒、食盐适量。

做法 · 将猪蹄和罗汉果分别洗净，猪蹄切块，大葱切段；砂锅内放入猪蹄和适量清水，将水烧开，撇去浮沫；加入罗汉果、料酒、生姜和葱段，小火炖约1小时，加入食盐调味。

本补汤具有清肺润肠、化痰止咳的功效。适合久咳、口渴唇燥、舌红少苔、大便秘结的人群食用。

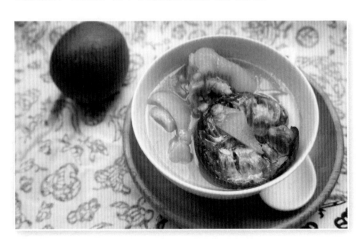

[罗汉果炖猪蹄 · 云朵儿 · 南京]

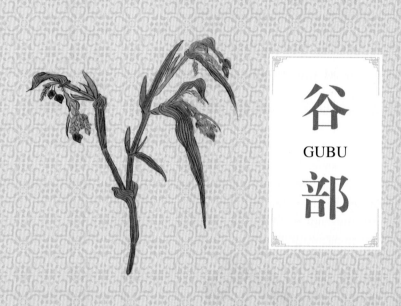

谷部

GUBU

利水不损阴

疗湿痹有神

初游唐安饭薏米，炊成不减雕胡美。

大如芡实白如玉，滑欲流匙香满屋。

腹腴项脔不入盘，况复餐酪夸甘酸。

东归思之未易得，每以问人人不识。

呜呼，奇材从古弃草菅，君试求之篱落间！

——宋·陆游《薏苡》

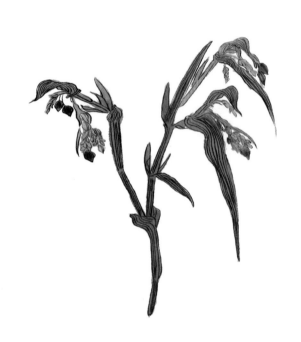

薏苡仁

·

大如芡实白如玉·滑欲流匙香满屋

作者写道：当初在唐安从军时，经常以薏米（薏苡的种仁）为饭。雕胡，茭白的子实，即苽米，煮熟即为雕胡饭。薏米饭做成之后，不论是外观还是味道，都不亚于雕胡饭。薏苡仁个大圆润如芡实一般，洁白无瑕像美玉一样。盛薏米饭的时候，滑得要流出饭匙，扑鼻而来的香气溢漾整个屋子。有了此饭，就连肥美的鱼肉也不想吃了，更何况人们说的乳酪等甘酸饭食呢？只可惜东归长安之后，很难再吃到薏米饭了，每次问起其他人，他们都说不知道此物。唉，才能非常之人自古就被抛弃在草莽之间，你要想找到他们，就到篱笆间去吧！这可能是作者借物以自嘲。

薏苡仁，又叫薏仁、薏米、米仁、六谷子等。因其色白形圆，故还有"薏珠子"之称。从诗中可以看出，薏苡仁被当作粮食煮饭的历史颇为悠久。其实，早在唐代开元年间的《广济方》中就有记载道："薏苡仁饭，治冷气。用薏苡仁舂熟，炊为饭食，气味欲如麦饭乃佳。"作为中国传统的食物之一，薏苡仁可以做成粥、饭等各种面食，尤其对于小孩儿、老人、体弱或生病的人更为适宜，亦被现代女性看作美容养颜、利水除脂的佳品。常食可以使人体皮肤保持细腻，减少粉刺、雀斑，对脱屑、痤疮、皮肤粗糙等都有良好改善作用。由于营养价值、保健价值较高，薏苡仁还有"世界禾本科植物之王"的美称。

薏苡仁始载于《神农本草经》，书中称其可以"除痹、排脓、解毒散结"。明代李时珍认为薏苡仁发挥作用是通过健脾益胃来实现的，如《本草纲目》中记载其"健脾益胃，补肺清热，去风胜湿。炊饭食，治冷气；煎饮，利小便热淋"。中医学认为，薏苡仁味甘、淡，性凉，具有利水渗湿、健脾止泻、除痹排脓、解毒散结等多重功用，能够用于水肿、小便不利、脾虚泄泻、湿痹拘挛、肺痈、赘疣、癌肿等多种疾患的日常食疗保健。

陈永灿说：

薏苡仁不仅可以当作饭食，而且还具有非常高的药用价值。关于其治疗作用，还有个古代典故至今为人津津乐道。据说，东汉名将马援（伏波将军）领兵到南疆打仗，军中将士得病的人很多，当地民间有一种用薏苡仁治瘴疾的方法，服后果然效果明显。马援平定南疆凯旋时，带回几车薏苡仁药种，谁知马援死后，朝中有人诬告他带回的薏苡仁是搜刮来的明珠。这一事件，当时的朝野都认为是一宗冤案，故被称为"薏苡之谤"。"薏苡明珠"的成语也由此而来。

✦ 薏苡仁绿豆粥 ✦

材料 · 薏苡仁 30 克，绿豆 30 克，鲜薄荷 6 克，粳米 150 克，冰糖适量。

做法 · 将鲜薄荷洗净，切碎；薏苡仁、绿豆、粳米洗净，浸泡 1 小时。锅中加适量水，放入薏苡仁、绿豆、粳米，共熬成粥。粥将成时，加入鲜薄荷，盖上锅盖再煮 5 分钟，加入冰糖调味即可。

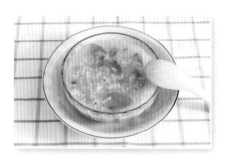

本药粥具有清热利湿、解郁疏风的功效。适合夏季暑热烦渴、食少纳呆、气滞不舒的人群食用。

· 薏苡仁手擀面 ·

材料 · 薏苡仁 30 克，面粉 300 克，食盐少许。

做法 · 将薏苡仁碾成细末，过筛，与白面粉混合均匀；将薏苡仁面粉加入适量水，揉成面团；用擀面杖擀成薄片，用刀切成细丝，用手提起抖散，即成面条；将水放入锅中，置武火煮沸，立即下入薏苡仁面条，煮沸三五分钟，面条煮熟即可。

本药点具有健脾利湿、除痹缓急的功效。适合脾虚腹泻、肌肉酸痛、关节疼痛、带下量多等人群服食。

· 薏苡仁猪蹄汤 ·

材料 · 薏苡仁 45 克，猪蹄 240 克，生姜 3 片，大葱 1 根，大枣 6 枚，料酒、食盐适量。

做法 · 将各食材洗净，猪蹄斩块，大葱切段；砂锅内放入猪蹄和适量清水，将水烧开，撇去浮沫；加入薏苡仁、大枣、料酒、生姜和葱段，小火炖约 1 小时，加入食盐调味。

本补汤具有健脾胃、养气血、润肌肤的功效。适合食欲不振、气血不足、皮肤黯淡的爱美人群食用。

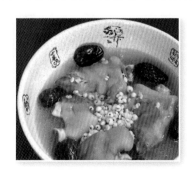

· 薏苡仁苓术粥 ·

材料 · 薏苡仁 30 克，茯苓 15 克，白术 15 克，粳米 150 克，白糖适量。

做法 · 薏苡仁、粳米洗净，浸泡 1 小时；茯苓、白术洗净，放入锅中，加水煎煮，去渣留汁。将薏苡仁、粳米放入汤汁中，共熬成粥；粥成加白糖调味即可。

本药粥具有健脾止泻、利水渗湿的功效。适合脾虚湿盛、腹胀、纳少、小便不利的人群食用。

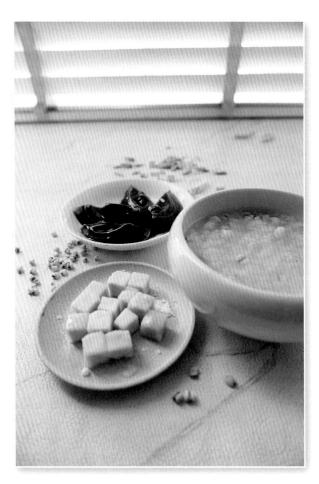

芡实

芡实遍芳塘
明珠截锦囊

芡实遍芳塘，

明珠截锦囊。

风流熏麝气，

包裹借荷香。

——宋·姜特立
《芡实》

　　诗人姜特立是浙江丽水人，生活在南宋时期。据历史记载，当时姜氏的诗词深受宋孝宗的赏识，并委以其重任。清代的《四库全书总目提要》对他诗词的评价也颇高，曰其"意境特为超旷，往往自然流露，不事雕琢"。本诗亦是如此：又圆又大的绿叶遍布池塘，叶间露出朵朵莲花满塘芬芳，成熟的芡实被包裹在圆鼓鼓的种皮里，好似锦囊里藏着颗颗明珠。把芡实用荷叶包裹严实，撒上麝香水，用红细绳捆扎，芡实染荷香，郁郁菲菲，让人感到欢喜愉快。

　　生于池泽的芡实，又有"水中人参"之美称，是为苏州人所称道的"水八仙"之一，如清代沈朝初《忆江南》云："苏州好，蓄水种鸡头，莹润每疑珠十斛，柔香偏爱乳盈瓯，细剥小庭幽。"《本草图经》记载芡实："花下结实，其形类鸡头，故以名之。"故芡实又名"鸡头实""鸡头米"。

　　芡实入药的历史已经很久远了，《神农本草经》将其列为上品。鲜灵的鸡头米，褪去外皮，在沸水中滚过之后，温润如玉，清糯可口，淡香怡人。清代徐大椿的《神农本草经百种录》中说："鸡头实，甘淡，得土之正味，乃脾肾之药也。脾恶湿而肾恶燥，鸡头实淡渗甘香，则不伤于湿，质黏味涩，而又滑泽肥润，则不伤干燥，凡脾肾之药，往往相反，而此则相成，故尤足贵也。"指出芡实作为脾肾之药的珍贵。中医学认为芡实能够益肾固精、补脾止泻、除湿止带，临床上常用其治疗久泻、遗尿、滑精、带下等脾肾亏虚引起的病症。

陈永灿说：

芡实作为药食两用中药，被人们视为盘中珍馐，不仅是味道鲜美，其补养功效也是上乘。如宋代大文豪苏东坡就曾食用芡实养生，《东坡杂记》中记载："人之食芡也，必枚啮而细嚼之，未有多嚼而亟咽者也。舌颊唇齿，终日嗫嚅，而芡无五味，脭而不腻，足以致上池之水。故食芡者，能使华液通流，转相挹注。"就是说将芡实煮熟后，一枚一枚地细细嚼咽，每日十余粒，持之以恒，便能够使全身各处的津液流通交互，得以充盈。故芡实可谓是"婴儿食之不老，老人食之延年"的佳品。

❖ 茯苓芡实莲子羹 ❖

材料 · 芡实 30 克，莲子 15 克，茯苓 15 克，大枣 6 枚，冰糖适量。

做法 · 将芡实、莲子、茯苓、大枣分别洗净；上述材料一起放入砂锅内，加清水适量，大火煮沸后改小火；煮至芡实、莲子烂熟，加入冰糖调味。

本补汤具有健脾止泻、宁心安神的功效。适合食欲不振、大便溏薄、夜寐欠佳的人群食用。

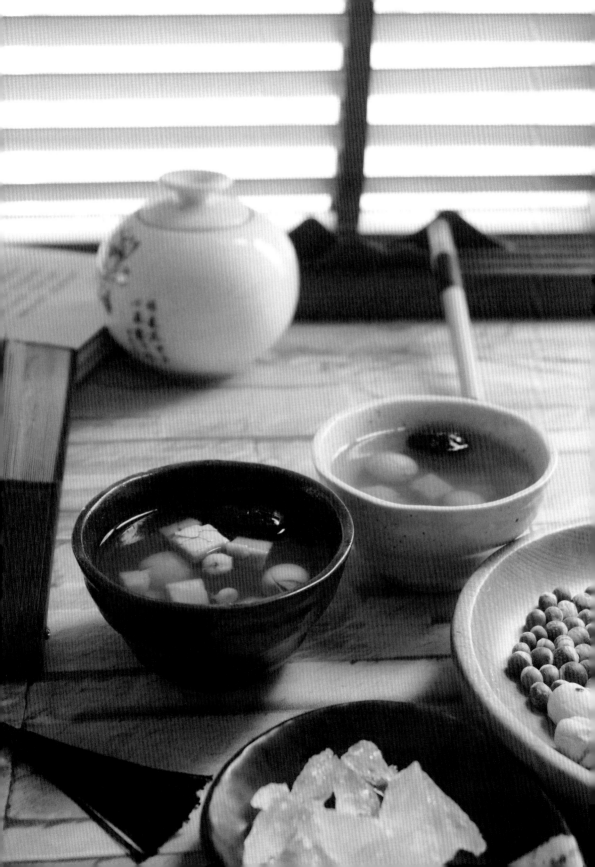

◆ 芡实扁豆山药粥 ◆

材料 · 芡实 15 克，白扁豆 15 克，山药 15 克，粳米 150 克，红糖适量。

做法 · 芡实、白扁豆洗净，放入水中浸泡 2 小时，山药去皮、切片；锅中倒入适量水，放入芡实、白扁豆、山药、粳米，共煮成粥。粥成加入红糖调味即可。

本药粥具有健脾益气、补虚健体的功效。适合脾胃虚弱引起的面色萎黄、失眠乏力、消化不良、腹胀便溏、食少久泄等人群食用。可作为体弱老年人、先天不足小儿以及胃肠道手术者恢复期的食疗调养。

◆ 芡实莲子红枣粥 ◆

材料 · 芡实 15 克，干莲子 15 克，红枣 15 克，糯米 150 克。

做法 · 芡实、莲子、红枣、糯米分别洗净，芡实、莲子、糯米放入水中浸泡 2 小时；锅中倒入适量水，将上述材料共同煮粥即可。

本药粥具有益肾固精、止遗止带的功效。适合脾肾两亏引起夜尿频多、带下过多等人群食用，也可用于小儿遗尿的食疗。

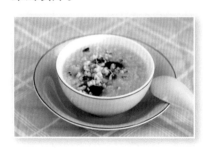

芡实芝麻饼

材料 · 芡实60克，茯苓粉60克，面粉300克，酵母3克，白糖、白芝麻各适量。

做法 · 芡实洗净，加水没过芡实，放入蒸锅，大火蒸25分钟后放入搅拌机，加入一点水，把芡实搅拌成泥状；在搅拌好的芡实泥中加入面粉和茯苓粉，加入酵母、一勺白糖，揉成面团，让面团发酵至两倍大；把面团分成一个个小剂子，搓圆后放入铺满芝麻的容器里滚上芝麻，用手把面团搨扁；放入平底锅，小火两面各煎15分钟。

本药点具有补益脾肾、除湿止泻的功效。适合脾虚湿阻、大便溏软的人群食用。

[芡实芝麻饼·肖晓·上海]

陈永灿说·诗词里的｜本草滋味｜谷部 177

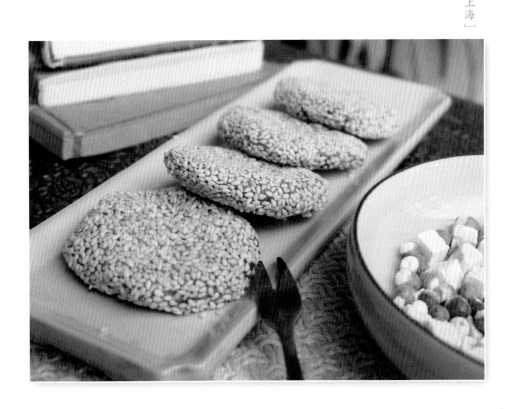

黑芝麻

胡麻养气血 种以督儿曹

悲哀易衰老，鬓忽见二毛。
苟生亦何乐，慈母年且高。
勉力向药物，曲畦聊自薅。
胡麻养气血，种以督儿曹。
傍枝延扶疏，修荚繁橐韬。
霜前未坚好，霜后可炮熬。
诚非腾云术，顾此实以劳。

——宋·梅尧臣《种胡麻》

这首诗写了种植黑芝麻从播种到收获的全过程。诗人感慨悲哀容易使人衰老加速，鬓角处不知道什么时候多出了花白的头发，苟且偷生有什么可以快乐的，只是因为慈母尚在且年事已高，需要照料。靠着药物维系体力，勉强能够将田里的杂草拔除。黑芝麻能够滋养气血，督促晚辈们快快将它种下。看着黑芝麻枝叶茂盛，高低疏密有致地向上蔓延着，掰下过于稠密的芝麻荚装满了袋子。在霜降之前黑芝麻荚还没有很硬很饱满，待到霜降之后黑芝麻就可以采摘，或炒食或煮粥了。种植黑芝麻的技术不是什么神奇的术法，只能以这样的劳动来充实慰藉自己的内心了。

说到黑芝麻，不少人会想到十几年前电视上"黑芝麻糊"的广告，"一缕浓香，一股温暖"。的确，黑芝麻糊浓香四溢，让人心生向往。黑芝麻又称胡麻、油麻、巨胜等，可炒熟直接食用，亦可作为糕点食品的辅料，更是食疗的上好食材。《名医别录》认为芝麻"八谷之中，惟此为食"。黑芝麻不仅美味，还有延年益寿的功效，据《神仙传》记载：古代有一妇女，虽已年逾八旬，但仍"甚少壮，日行三百里，走及獐鹿"，主要因其常年服食以黑芝麻做成的糕饼。

芝麻中尤以黑芝麻为上品，《本草纲目》有记载："服黑芝麻百日，能除一切痼疾。一年身面光泽不饥，二年白发返黑，三年齿落更生。"黑芝麻有补肝肾、益精血、润肠燥的功效，适用于肝肾精血不足所致的眩晕、耳鸣耳聋、须发早白、五脏虚损、皮燥发枯、肠燥便秘等病症，在乌发养颜方面的功效，更是有口皆碑。

陈永灿说：

据文献记载，慈禧年轻时患有月经病，心脾气血不足，肝郁不畅，经行腰腿酸沉，饭后神倦乏力。御医李德昌用以黑芝麻为主的膏药给慈禧贴敷，慈禧用后疗效明显，赐名"益寿膏"。黑芝麻可以制成多种食品，也可作为添加剂加入其他食品中，使其保持良好的风味口感，还能加入谷物烘焙制品，提升谷物的营养价值。

· 黑芝麻桑椹粥 ·

材料 · 黑芝麻 30 克，干桑椹 15 克，黑米 150 克，白糖适量。

做法 · 黑芝麻炒熟、研末，干桑椹、黑米淘洗干净；锅中加水适量，放入干桑椹、粳米，熬煮成粥，拌入黑芝麻末和白糖即可。

本药粥具有补肝肾、益精血的功效。适合肝肾精血不足引起头晕心慌、目糊眼花、须发早白等人群食用。

◆ 黑芝麻烧小排 ◆

材料 · 黑芝麻 30 克，肋排 600 克，姜、蒜、大葱、盐、料酒、生抽、陈醋、油、冰糖各适量。

做法 · 排骨加姜片冷水下锅煮，捞出，冲净血沫；将锅加热，倒入适量的油，加入冰糖，炒至焦糖色；加入排骨，炒均匀；加入姜片、葱段、蒜瓣；加入热水，没过排骨。

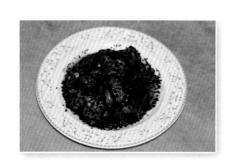

加入料酒、盐、生抽、陈醋调味；煮至排骨收汁，捞出姜片、葱段、蒜瓣。加入炒过的黑芝麻，起锅。

本药膳具有滋补肝肾、益血润肠的功效。适合腰膝酸软、气血不足、面部无华、肠燥便秘的人群食用。

◆ 芝麻茯苓汤圆 ◆

材料 · 黑芝麻 180 克，汤圆粉（水磨糯米粉）180 克，茯苓粉 30 克，白糖适量。

做法 · 黑芝麻炒熟，打粉，加入白糖，制成馅料；茯苓粉和汤圆粉混合，加水搅拌，揉捏成团，再均分成 30 个左右小面团；依次将面团按一个小窝，裹入黑芝麻馅料，包裹好，揉成圆球后放入冰箱稍微冷冻成形；待水开后，将汤圆倒入锅内，煮熟即可。

本药点具有补益脾肾、温润肠道的功效。适合脾胃虚弱兼有便秘、便干的人群食用。

[芝麻茯苓汤圆·陈姥姥·河北]

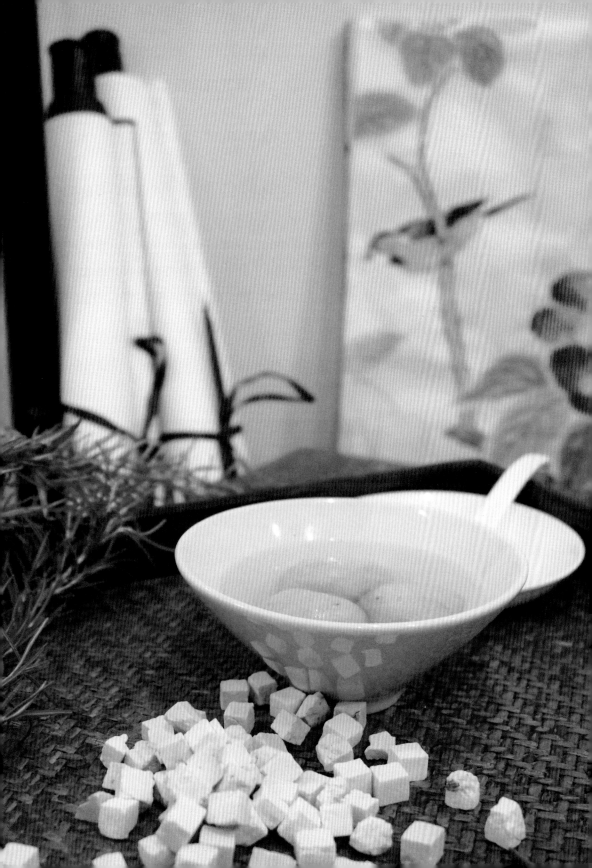

材料· 黑芝麻 30 克，菠菜 300 克，盐、香油、蒜、醋、糖、鸡精各适量。

做法· 将黑芝麻放入炒锅中用小火炒香，然后将炒香的黑芝麻放入臼中捣成细末，备用；菠菜洗净，切大段；锅中放入适量水和半匙盐，烧滚后放入菠菜汆熟，捞出放入冰水中，再捞出沥干；用手将菠菜稍攥出水，加入黑芝麻末和盐、香油、醋、糖、鸡精，将菠菜拌匀，装盘即可。

本药膳具有开胃消食、补血滋阴、润肠通便的功效。适合夏季食欲不振、阴虚肤燥、肠燥便秘、缺铁性贫血的人群食用。

［黑芝麻拌菠菜·阿拉蕾·上海］

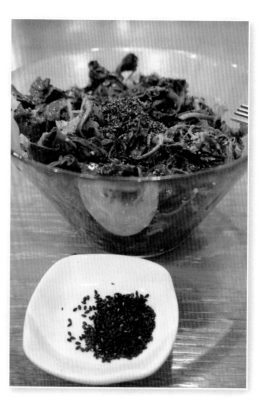

赤小豆

四十五日倒黄梅 拔下黄秧种赤豆

秋分斫早谷，寒露斫晚稻。

寒露无青禾，霜降一齐倒。

小暑一声雷，四十五日倒黄梅。

小暑一条吼，拔下黄秧种赤豆。

——清·王润生《物候》

这是一首描写农事气象类的诗，阐述应当依照节气去安排田间农活，对农业生产有一定的指引意义。秋分时节开始收割早稻，寒露时节则应该收割晚稻。寒露时节如果没有收割当季晚稻，到了霜降的时候，稻谷会一起倒扑于地，影响收成。小暑时节的雷雨常是"倒黄梅"的天气信息，预兆雨带还会在长江中下游维持一段时间。小暑时节，雷声响起，可以拔下萎黄的秧苗，换种赤小豆。因赤小豆耐高温、能抗涝，所以在多雨盛暑时节种植更合适。赤小豆利水解毒的功效应该与其生长习性有关。

赤小豆，别名赤豆、红小豆、饭豆等，是生活中常备的食材之一。《本草备要》中记载赤小豆："同鲤鱼煮汁食，能消水肿，煮粥亦佳。"可见古人早已用赤小豆的食疗药膳来调治疾病。由于赤小豆淀粉含量较高，蒸后呈粉沙性，也常做成豆沙，以供各种糕团面点的馅料。赤小豆外用疗痈肿疮毒还有一个小故事：

北宋皇帝赵祯春日患疾"痄腮"（腮腺炎），两腮部发酸、隐痛、肿胀，御医诊治后病情仍恶化，遂张贴皇榜寻医，有位傅郎中看到后心想，有何难哉？于是返回住处，取出赤小豆若干，研成细末，以水调成糊状，且取美名"万应鲜凝膏"。然后他揭榜诊治，给皇帝敷上，一连三天，居然治好了痄腮。此后，这郎中便声名鹊起。

中医学认为，赤小豆具有清热解毒、利水消肿、健脾利湿、消积化瘀等功效，可用于水肿胀满、黄疸尿赤、风湿热痹、痈肿疮毒、肠痈腹痛等病症。

陈永灿说：

赤小豆，还有另一个名字——"红豆"，但古代诗中的红豆却大多并非赤小豆。如"红豆不堪看，满眼相思泪"（五代牛希济《生查子·新月曲如眉》）、"红豆生南国，春来发几枝。愿君多采撷，此物最相思"（唐代王维《相思》），这两首诗中的红豆又名相思子，二者作为中药则功效迥异，需要辨别。

· 赤豆薏苡仁粥 ·

材料·赤小豆 30 克，南瓜 60 克，薏苡仁 60 克，小米 120 克。

做法·赤小豆、薏苡仁洗净，放入水中浸泡 3 小时以上；南瓜去皮，去籽，洗净，切块；小米洗净，放入锅中，倒入适量水，加入赤小豆、薏苡仁，武火煮沸，放入南瓜，转文火熬煮成粥即可。

本药粥具有健脾除湿、瘦身消脂的功效。适合脾虚食少、纳呆便溏、轻微水肿、小便不畅、身体肥胖的人群食用。

赤豆鲤鱼粥

材料· 赤小豆 30 克，鲤鱼 1 条，小米 150 克，陈皮 12 克，油、葱、姜、料酒、食盐适量。

做法· 先将鲤鱼宰杀，洗净；葱洗净，切段；姜洗净，切片；陈皮泡软，切丝。取炒锅上火，放入油烧热，下葱段、姜片煸炒至香，倒入料酒，加入水、鲤鱼、陈皮，用小火煨煮至鲤鱼熟烂。捞出鲤鱼，去净骨刺，切薄片。将赤小豆、小米洗净，用冷水浸泡充分后捞出，与鲤鱼肉一起放入锅中，熬煮至粥成，加入盐调味即可。

本药粥具有开胃消食、行气利水的功效。适合食欲不振、消化不良、有腹胀水肿倾向的人群食用。

赤豆黑米糕

材料· 赤小豆粉 60 克，黑米粉 90 克，白糖 90 克，糯米粉 30 克，牛奶 30 毫升，植物油 30 克，鸡蛋 3 只，白醋少许。

做法· 分离蛋清和蛋黄，蛋清加白醋、白糖，用电动打蛋器搅拌，泡沫打至细腻；蛋黄加白糖、牛奶、水、植物油，搅拌后加入糯米粉、黑米粉、赤小豆粉，搅拌均匀至无颗粒状态；分 3 次将蛋清液加入黑米糊中，每次加完充分搅拌，搅拌好倒入蛋糕模具中；蛋糕模具内部事先涂抹植物油，大火蒸 45 分钟，取出即可。

本药点具有补脾利水的功效。适合脾虚湿阻、神疲肢困的人群食用。

· 赤豆桂花糍 ·

材料 · 赤小豆 150 克，糯米粉 120 克，玉米淀粉 30 克，牛奶 150 毫升，植物油 15 克，红糖 15 克，桂花适量。

做法 · 赤小豆洗净，放入高压锅，加水适量焖煮 3 小时左右，捞出后碾成豆泥；将赤豆泥放到锅里，加入一点水和红糖，慢慢翻炒，待赤豆泥渐渐变干，倒出备用；将糯米粉、玉米淀粉、植物油和牛奶混合，搅拌均匀至无颗粒状，放到锅里蒸 20 分钟；待面团冷却后，将其均分成若干个，在面团内裹入赤小豆泥，搓成圆形，在桂花盘里翻滚一下即可。

本药点具有利水解毒的功效。适合水湿留滞、腹有胀满感、关节痛的人群食用。

［赤豆桂花糍·马丽·江苏］

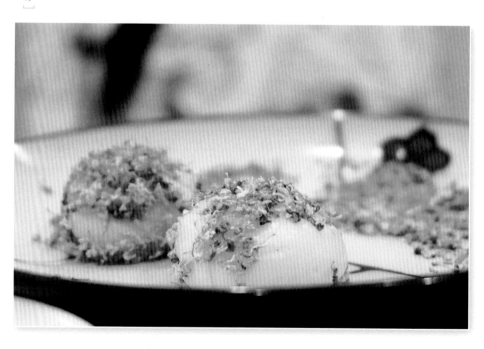

淡豆豉

青天折桂香未灭
紫豉煮莼甘更新

去无珠履为上宾，
进船申浦忆春申。

江田插秧鹁姑雨，
丝网得鱼云母鳞。

青天折桂香未灭，
紫豉煮莼甘更新。

平时况可乐风月，
吴物信美聊前陈。

——宋·梅尧臣《送江阴签判晁太祝》

本诗写了诗人为送别友人卸任时的感慨，也有劝慰友人的意思。友人离开官位已经没有珠饰之履，但却依然被奉为上宾，船行至申浦河道的时候便回忆起了春申君。站在船头远眺，申浦河水灌溉的江田里正是插秧的农忙时节，鹁姑在树上咕咕地叫，提示人们雨要来了；正有渔人在打鱼，收网时看到晶莹的鱼鳞在翻动。回船舱，晴天时折下的那一枝桂花香气依旧，用申浦河水煮一瓮豆豉莼菜汤，那种甘甜却显得更加清新。老友啊，平常的时候我们尚可以对着清风明月吟诗作乐，现在隐退潮流这是好事情，更该坐下来好好叙叙旧，聊一聊前尘往事，欣赏着这农乐之景，折桂闻香，煮豉羹莼，岂不悠哉乐哉！

淡豆豉在我们生活中较为常见，很多人做菜都喜欢放一点淡豆豉，不仅可以增加食物的香味，同时还可以健胃消食，增加食欲。淡豆豉是豆豉的一种，《释名·释饮食》中解释豉这个字时说："豉，嗜也，五味调和，须之而成，乃可甘嗜也。豉有淡、咸二种，淡者入药，故名淡豆豉，又名香豉。"很多人认为，淡豆豉只是一种调味的食物，实则不然，它除具有食用价值外，还有很好的药用价值。早在春秋战国时期，中国人就开始制作豆豉，并用于烹饪与医疗中。宋代《开宝本草》记载："古今方书用淡豆豉治病最多，江南人喜做淡豆豉，凡得外感时气，先用葱豉汤服之去汗，往往便愈。"这便记载了用淡豆豉制作的一种药膳"葱豉汤"。

中医学认为，淡豆豉味苦、性寒，归肺、胃经，具有解表、除烦、宣发郁热、调中等功效，常用于感冒、寒热头痛、烦躁胸闷、虚烦不眠、食欲不振等病症。对于一些胃热嘈杂、肝郁烦躁、心烦失眠的人，适量食用一些淡豆豉粥，是不错的选择。

陈永灿说：

古代文人闲来自己会制作淡豆豉，当作招待客人的小菜食用。宋代王洋《以豆豉送鉉父》中写道："吴楚家山一水分，金山僧饭饱知闻。蓴丝煮菜无消息，监豉聊供旧使君。"意思说我和鉉父君吴楚两地的故乡被一条浩荡的长江水所分隔，金山寺的粗茶淡饭只够让朋友（知闻）吃饱而已，用蒓菜（蓴丝）煮的菜汤还没有做好，姑且只能先拿我自己制作的豆豉招待你，以等待蒓菜汤端来。

微信扫码
配套验方特辑
名家养生讲堂
中医养生群友
诗词里的药材

豆豉炒苦瓜

材料· 豆豉 30 克，苦瓜 300 克，花椒、蒜、食盐、植物油各适量。

做法· 苦瓜对半剖开，挖掉瓜瓤，然后切成薄片；切好的苦瓜清洗干净后，在开水中焯 2 分钟，捞出，沥干水分。豆豉用清水稍冲洗，切碎；大蒜剥去蒜衣，洗净后切碎。锅烧热后，倒入适量植物油烧热；转小火，放入蒜、豆豉、花椒，小火煸香；放入苦瓜，大火翻炒。食材熟了之后，调入适量盐（豆豉有咸味，所以盐要少放一点），起锅装盘即可。

本药膳具有祛暑解热、除烦解郁的功效。适合夏季容易中暑、上火、心烦失眠、胸膈不舒等的人群食用。

［豆豉炒苦瓜·少彬·杭州］

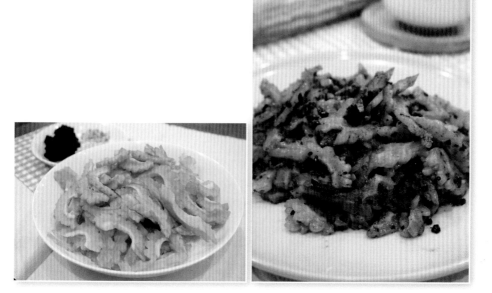

· 豆豉蒸排骨 ·

材料 · 豆豉 60 克，肋排 450 克，白糖、葱、姜、蒜、料酒、生抽各适量。

做法 · 将豆豉、葱、姜、蒜剁成碎末，备用；将排骨完全洗净斩块。取一个大碗，倒入肋排、豆豉、葱、姜、蒜、白糖、料酒、生抽，充分搅拌均匀，腌制 30 分钟左右，备用；将腌制过的豆豉排骨放入大盘中，一一摆平待用；取蒸锅，烧开锅内的水，放入豆豉排骨，加盖开大火隔水清蒸 30 分钟；取出蒸好的豆豉排骨，撒上葱花点缀，即可食用。

本药膳具有消食和胃、除烦祛寒的功效。适合消化不良、心烦失眠、胃脘冷痛的人群食用。

· 豆豉菊花粥 ·

材料 · 淡豆豉 30 克，白菊花 12 克，薄荷叶 6 克，大米 150 克，冰糖适量。

做法 · 将白菊花、薄荷叶用干净纱布包好，大米淘洗干净；锅中加入适量水，放入纱布袋、淡豆豉、大米共煮成粥，熟后拣出纱布袋，冰糖调味即可。

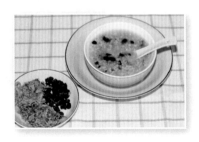

本药粥具有散风清热、平肝明目等功效。适合头痛眩晕、目赤肿痛、眼目昏花、咽干喉痛的人群食用。

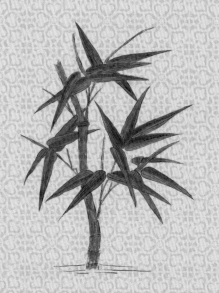

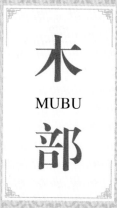

木
MUBU
部

味淡兼甜
治病第一

枸杞子

翠黛叶生笼石甃
殷红子熟照铜瓶

僧房药树依寒井，
井有香泉树有灵。

翠黛叶生笼石甃，
殷红子熟照铜瓶。

枝繁本是仙人杖，
根老新成瑞犬形。

上品功能甘露味，
还知一勺可延龄。

——唐·刘禹锡
《楚州开元寺北院
枸杞临井繁茂可观
群贤赋诗因以继
和》

本诗是唐朝大诗人刘禹锡赞美枸杞的，诗中介绍了楚州开元寺北院之枸杞的形貌、功用。首句"僧房药树依寒井，井有香泉树有灵"，描写枸杞的位置在僧房寒井旁，井中有甘甜的泉水，养得枸杞树亦似有灵气一般。"翠黛叶生笼石甃，殷红子熟照铜瓶"，句中"石甃"即石头砌成的井壁，本句描写枸杞树长得郁郁葱葱，枝繁叶茂的已经快要盖住石头砌成的井壁，树上挂满了殷红的枸杞子，个个颗粒饱满，玲珑剔透，如同光照的铜瓶一般。"枝繁本是仙人杖"，指出了枸杞枝蔓又名"仙人杖"，因其茎坚硬可作拐杖，又因其养生功效颇多，所以雅号"仙人杖"。"根老新成瑞犬形"，指的是这棵枸杞年份很久了，根部已经呈现出犬的形状，颇有祥瑞之兆。"上品功能甘露味，还知一勺可延龄"，本草著作《神农本草经》将枸杞奉为药中的上品，具有"久服之坚筋骨、轻身不老"的功效。本句说明其味道如同甘露一般甜美，感觉吃一勺便可以延年益寿。

在我国枸杞子有很多民间叫法，如苟起子、枸杞红实、西枸杞、狗奶子、枸杞果、地骨子、枸茄茄、红耳坠、血枸子、枸杞豆、血杞子、津枸杞等。枸杞子自古就是滋补养人的上品，有延衰抗老的功效，所以又名"却老子"。早在 2 000 多年以前，《诗经·小雅》中就有记载："陟彼北山，言采其杞。"翻成现代语言便是："惘惘登上北山去，采枸杞啊采枸杞。"由此可见，枸杞的生长与食用，渊源久矣。

晋代葛洪在《抱朴子·内篇》称枸杞为西王母杖、仙人杖。究其此说的来历，在近代人周瘦鹃的《拈花集》中找到了答案。周曰：传说西王母是神仙中的天上仙人，那西王母杖一定是她老人家使用的一根仙人杖。谁知仙人杖却是山野中一种植物——枸杞茎。其花、叶、根、实都可作药，有益精补气、壮筋骨、轻身不老之功；其形因茎坚硬可作挂杖，又因其功效之多，所以雅号仙人杖。他在《抱朴子·内篇·仙药》中说枸杞子"上药令人身安命延，升为天神，遨游上下，使役万灵，体生羽毛，行厨立至"，他把枸杞列为仙药，认为久服"轻身不老，成仙升天"。

中医学认为枸杞子味甘，性温，归肝、肾经。具有滋补肝肾、益精明目的功效。常用于虚劳精亏，腰膝酸痛，眩晕耳鸣，内热消渴，血虚萎黄，目昏不明等肝肾阴虚证。

陈永灿说：

枸杞子味甘，药性偏温，对于热性体质、感冒发烧者应慎用。有的人到更年，用眼过度，两目干涩，内有虚火者，可取枸杞子配菊花，共达养肝清火明目之效。另外，《本草汇言》中提到"如脾胃有寒痰冷僻，时作泄泻者勿入"，提醒脾虚泄泻者，服用枸杞也要谨慎。

· 枸杞子菠菜松花蛋 ·

材料 · 枸杞子30克，菠菜180克，皮蛋1个，生粉少许，盐、姜片、蒜蓉适量。

做法 · 枸杞子洗净备用，皮蛋用热水洗净，切块状。生粉用水调开，做成勾芡粉水备用。热锅加油，入姜片和蒜蓉炒香；放入菠菜小炒一下；加入皮蛋和枸杞子拌炒均匀；焖2分钟，此时锅中会出少许水，加入少许勾芡粉水，盐调味即可。

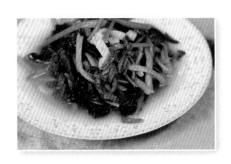

本药膳具有养阴明目、补血润燥、清热生津的功效。适合有眼干、眼涩、眼疲劳、皮肤干燥、便秘等症状的人群食用。菠菜绿如翡翠，皮蛋黑似黑珍珠，枸杞子颗颗饱满如红宝石，故名翡翠珍珠红宝石，而且勾芡后的菠菜和皮蛋口感香滑，味美可口。

· 枸杞子双花茶 ·

材料 · 枸杞子15颗，玫瑰花6朵，代代花6朵。

做法 · 将枸杞子、玫瑰花、代代花放入玻璃杯中，加入适量开水，等待5分钟，即可品饮。

本药茶能疏肝解郁、行气宽中、和血养阴。适合工作紧张、精神抑郁、消化不良、月经不调的人群饮用。

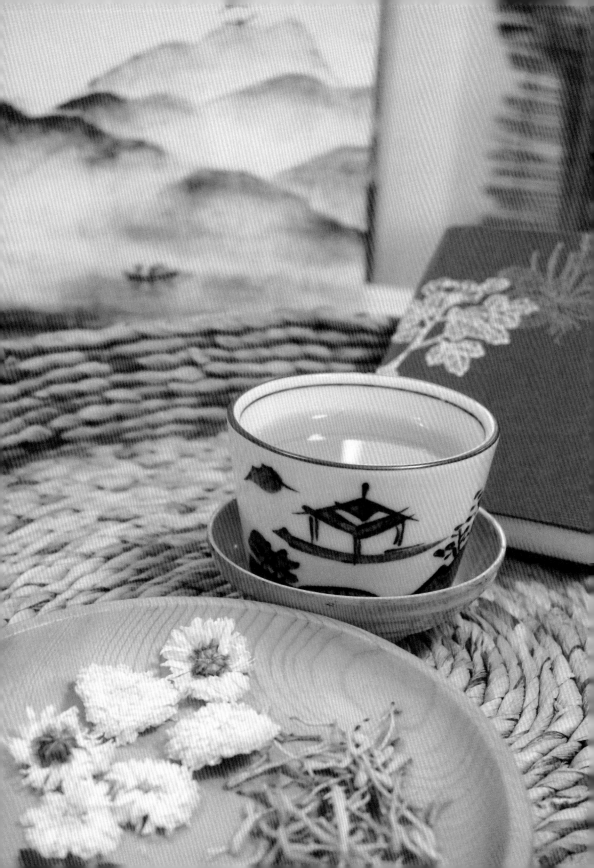

枸杞子菊花茶

材料 · 枸杞子 15 枚，菊花 3 朵，蜂蜜适量。

做法 · 将枸杞子、菊花放入玻璃杯中，加入适量开水，等待 5 分钟，加入适量蜂蜜调味，即可品饮。

本药茶具有补益肝肾、养肝明目的功效。适合双目干涩、视物模糊的人群饮用。

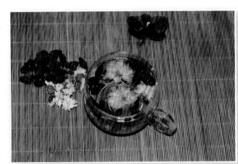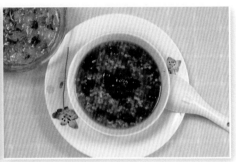

杞菊地黄粥

材料 · 枸杞子 30 克，菊花 9 克，熟地黄 15 克，粳米 150 克，冰糖适量。

做法 · 枸杞子、熟地黄洗净；粳米淘洗干净，浸泡 1 小时；菊花用沸水沏茶。锅中加适量水，煎煮熟地黄，去渣取汁。将粳米放入汤汁中煮沸，再放入枸杞子，共同煮粥，粥将成时倒入菊花茶汁，放入冰糖，糖化即可。

本药粥具有益肾填精、滋阴养肝的功效。适合肝肾不足表现为耳鸣、口干、目糊、腰膝酸软等人群食用。

茯苓

结为千岁苓 肤色状琼瑰

老松踰百围，名为栋梁材。
孤根虽故在，不复萌条枚。
生意无处泄，浩浩还根荄。
结为千岁苓，肤色状琼瑰。
洗曝不遗力，药裹手自开。
羊枣出河北，胡麻来天台。
蒸以白砂蜜，盛以红瓷杯。
一朝服食尽，玉色还婴孩。

——宋·方一夔《药圃五咏·茯苓》

茯苓是寄生在松树根上的菌类植物，外皮黑褐色，里面白色或粉红色。诗人的药圃中有一棵高大的松树，已经没有枝条了，所以松树的生命力只能向“根荄”发展。“肤色状琼瑰”说明了茯苓色泽鲜丽，像珠玉美石一样。诗人将茯苓取出，炮制后与河北羊枣、天台胡麻和白砂蜜一起蒸煮，用红瓷碗盛装，食用后肌肤变得像孩童一样莹润如玉。后四句描写了诗人烹煮茯苓的过程，“一朝服食尽，玉色还婴孩。”从侧面赞扬了茯苓的功效。古人称茯苓为“四时神药”，因为它功效广泛，将它与各种药物配伍，不管寒、温、风、湿诸疾，都能发挥其独特功效。

茯苓别名甚多，如茯菟、茯灵、松腴、云苓、松薯、松苓、不死面等，在我国药用历史十分悠久。因茯苓与青松相伴而生，所以茯苓自古以来被视为延寿之品，西汉时期的著作《淮南子》中即有“千年之松，下有茯苓”的记载。对茯苓的评价，最早的权威著作要数《神农本草经》，谓其“久服安魂养神，不饥延年"。此后，秦汉至明清，宫廷到民间，茯苓均被视为延寿珍品。从清朝宫廷流传出来的茯苓饼，至今仍是北京名特产，是人们馈赠亲友的佳品。

中医学认为茯苓味甘、淡，性平，具有利水渗湿、健脾宁心的功效，其性质平和，补而不峻，利而不猛，既可祛邪又能扶正。常用于水肿尿少、痰饮眩晕、脾虚食少、便溏泄泻、心神不安、惊悸失眠等病症。另外，白茯苓能祛斑增白、润泽皮肤，《本草品汇精要》就记载了一则茯苓面膜的配方和功效："白茯苓为末，合蜜和，敷面上疗面疮及产妇黑疱如雀卵。"可见，白茯苓加蜂蜜能够去黑白面，不仅如此，茯苓还能够坚齿乌发，抗衰延年。

作为药食两用中药，茯苓在泡茶、煮粥、做糕点均是不错的选择。如元代书画家、诗人周砥将食茯苓粥的体会赋写成诗："荷镵穿云得茯苓，作糜从此谢膻腥。斋厨自启添松火，香韵初浮满竹庭。"是说自己在云雾缭绕的山林中，挖到了上好的茯苓，将用它来做粥糜，从此谢绝一切膻腥食物。回到厨房中，亲自用松柴点火熬粥，炊烟袅袅，茯苓粥的香韵弥漫在庭院中。茯苓粥在诗人笔下显得仙气扑鼻，这与周砥平淡清远的诗画风格有关，而食药皆宜的茯苓无疑是其创作的灵感来源。

陈永灿说：

宋代文学家苏辙特地写了《服茯苓赋》，高度赞赏茯苓之效用，颇为有趣的是，其兄苏轼乃是制作茯苓饼的能手，把它和芝麻一起做成养生佳品常食，载道："以九蒸胡麻，用去皮茯苓，少入白蜜为饼食之，令气力不衰，百病自去，此乃长生要诀。"

· 茯苓薏苡仁粥 ·

材料 · 茯苓 30 克，薏苡仁 30 克，陈皮 6 克，粳米 150 克。

做法 · 将茯苓、薏苡仁、粳米洗净，陈皮切丝；将茯苓、薏苡
仁、粳米一起入锅煮粥，粥将成时，加入陈皮丝，煮 5
分钟即成。

本药粥具有利水渗湿、理气通利的功效。适合水湿内盛
引起大便溏稀，或者气滞湿阻所致小便不利的人群食用。

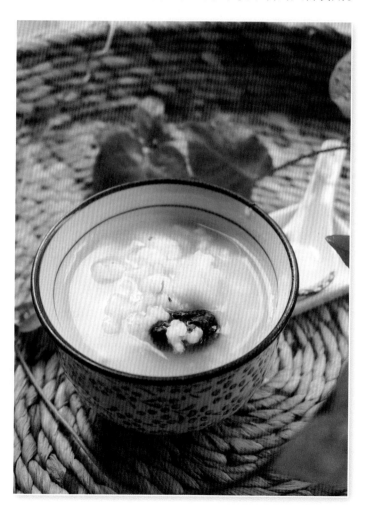

〔茯苓薏苡仁粥·石妹妹·上海〕

◆ 茯苓枸杞茶 ◆

材料 · 茯苓 3 克，枸杞子 12 颗，红茶 3 克。

做法 · 先将茯苓研为粗末，与枸杞子、红茶一起放入杯中，加入开水冲泡，静待 5 分钟，即可品饮。

本药茶具有补肾益精、健脾利湿的功效。适合水肿肢酸、小便不利、脾虚泄泻的人群饮用。

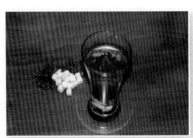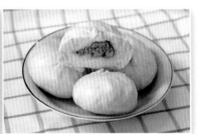

◆ 茯苓包子 ◆

材料 · 茯苓 45 克，面粉 900 克，鲜猪肉 450 克，姜、葱、酱油、胡椒粉、芝麻油、料酒、食盐、骨头汤、酵母粉各适量。

做法 · 将茯苓放入锅中，加水适量，煮 3 次，每次煮 1 小时，将 3 次的药汁合并过滤，待用；面粉中加入温热茯苓水和面，放入适量酵母粉，揉成发酵面团，静置发酵；将猪肉剁成肉馅，加入各种调味料，拌匀制成馅；待发酵完成后，将面团揉成长条，分成剂子，包成包子；放入笼屉，武火蒸 15 分钟即成。

本药点具有益脾渗湿、宁心安神的功效。适合消化不良、小便不利、夜寐不安等人群食用。

·茯苓薄饼·

材料 · 茯苓 180 克，糯米粉 180 克，白糖适量。

做法 · 将茯苓磨成细粉，加糯米粉、白糖加水适量，调成糊；
以微火在平底锅里摊烙成薄饼，即可。

本药点具有健脾补中、宁心安神的功效。适用于脾虚心
悸、气短、神衰、失眠及大便溏软等人群食用。

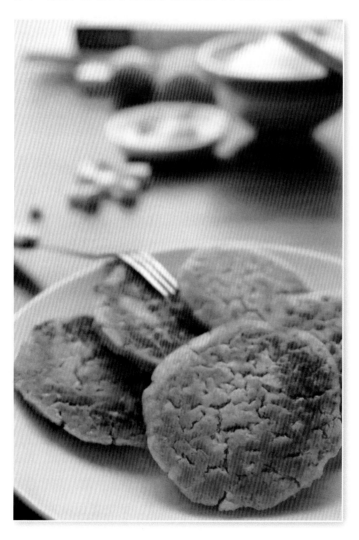

桑叶

桑树生叶青复青
知君颜色还如故

低低门前两桑树，
忆君别时桑下去。
桑树生叶青复青，
知君颜色还如故。

——明·王祎《忆
别曲（二首）》

本诗是作者怀念友人的作品，表达了与友人依依惜别之情。门口两棵低矮的桑树，是故人离别时种下的。岁月流逝，小苗慢慢长大，树上的叶子由稀到密，冬去春来，桑叶落了，又长出新的，年复一年"青复青"。看着当年亲手种下的桑树，诗人睹物思人，想起了老友，树上的桑叶每年都会茂盛翠绿，友人的容颜是否还与离别那年一样？诗人对故友的绵绵深情，一如树上密密的桑叶，印满心房。古人庭前院后常种桑树，桑叶不仅可以养蚕，还可以入食入药，祛病防疾。

早在 5 000 多年前，我国先民就开始种植桑树了。殷商时期的甲骨文中就有"桑"字，沧海桑田、桑榆晚年、桑弧蓬矢、桑梓之地等等，桑已经融入人们生活中的点点滴滴。《诗经·小雅·隰桑》写道"隰桑有阿，其叶有幽，既见君子，德音孔胶"，意思是说看那低湿地里的桑树多么婀娜美丽！其叶片肥嫩、浓密、黑黝黝。我看见了思念的人，体会着他执着的爱意。"孔胶"，胶固之意，形容女子见了心爱的人，情意胶漆难分。

桑叶善疏散风热、清肺润燥、清肝明目，但在其清散的同时又有收敛固涩的功效，"孔胶"的隐喻不难体悟。中医学认为，桑叶以经霜打后药效最佳，常用于治疗风热感冒、肺热燥咳、头晕头痛、目赤昏花等病症。桑叶还有良好的皮肤美容作用，特别是对脸部的痤疮、黄褐斑有比较好的疗效。

每年春夏都是盛产桑叶的时节，桑叶除了可以作为中药使用以外，取其较为幼嫩青翠的部位能够做几道家常小菜、熬粥，还可以晒干泡茶饮用。

陈永灿说：

据传宋代时，严山寺来了一游僧，每天入睡后就浑身出汗，醒后衣衫尽湿，甚至被单、草席皆湿，多方求医皆无效。某日，监寺和尚知道游僧病情后，便带游僧趁晨露未干时，采摘了一些桑叶带回寺中。嘱游僧焙干研末后，空腹米汤冲服，每日1次。游僧按照此法连服3日后，沉疴竟痊愈了。后来，金元四大家之一的朱丹溪在撰写《丹溪心法》时专门载有此事："桑叶焙干为末，空心米汤调服，止盗汗。"如有受汗症困扰的人，不妨一试。

桑叶银花茶

材料 · 桑叶6片，金银花9朵，冰糖适量。

做法 · 先将桑叶切细，与金银花、冰糖一起放杯中，冲入开水，等待5分钟后，即可品饮。

本药茶具有疏风清热、润肺止咳的功效。适合干咳少痰、咽喉肿痛、目赤肿痛的人群饮用。

材料 · 桑叶 3 片，菊花 6 朵，薄荷叶 3 片。

材料 · 先将桑叶切细，与菊花、薄荷一起放入杯中，加开水冲泡，静待 5 分钟，即可品饮。

本药茶具有清肝明目、疏散风热的功效。适合目赤肿痛、迎风流泪、目糊眵多、头痛目胀、心烦易怒的人群饮用。

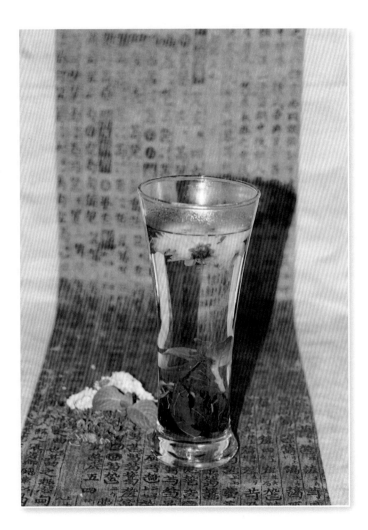

· 桑杞决明粥 ·

材料 · 桑叶 6 克，枸杞子 15 克，决明子 15 克，粳米 150 克，白糖适量。

做法 · 桑叶、决明子洗净，用干净纱布包好，扎紧袋口；枸杞子洗净；粳米淘洗，浸泡 1 小时。将药包放入锅中，加水适量，煎煮。捞出纱布包，将枸杞子、粳米加入汤汁中，共煮成粥。粥成加入白糖调味即可。

本药粥具有平肝明目、润肠的功效。适合肝火偏亢所致头昏头胀、目赤眵多、视物昏花、心烦失眠、大便干燥等人群食用。

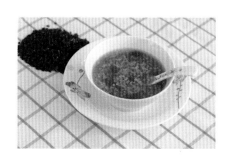

· 桑菊薄荷粥 ·

材料 · 桑叶 6 克，菊花 6 克，薄荷 3 克，粳米 150 克，冰糖适量。

做法 · 桑叶、菊花、薄荷洗净，放入锅中，加水煎煮片刻，去渣取汁备用；粳米淘洗干净，另取锅，加入适量水，熬粥；粥将成时，加入备用药汁，搅拌均匀，加入冰糖调味即可。

本药粥具有疏风清热、润肺的功效。适合风热犯肺引起头痛、口干咽燥、咽痒干咳等人群食用。

凉州遮莫小江南，

桑葚虽鲜也未堪。

解道谢公怀远略，

已夸风味胜黄柑。

——明·王世贞《摘桑葚作供二绝·其二》

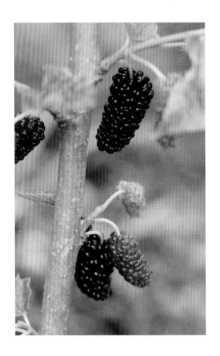

桑椹

桑葚虽鲜也未堪·已夸风味胜黄柑

孟夏之时，樱桃过后，无其他果实可食。后院有桑树两株，结桑椹颇多，故叫后辈摘来品尝。开始他们都退缩不去，大概是因顾忌岭南认为桑椹（古籍中写作"桑葚"，现代药典为"桑椹"）是歉收荒年才吃的食物。作者由此想起《世说新语》中关于桑椹的两个故事，并作两首绝句以解嘲，此为其二。前凉皇帝张天锡归顺东晋之后，有人问其北方有何东西珍贵，他回答说桑椹十分甘甜清香。诗中又写道，有人从北方来拜访谢公，被问到北方什么果子最好时，答曰桑椹最好，可比黄柑之流。谢公认为其妄语，此人不堪耻辱，便待桑椹熟时，采摘并快马加鞭送去，以供谢公。谢公尝后，大加赞赏，称其桑椹堪比黄柑，并招此人为宾客。而作者在诗中则认为谢公夸桑椹味胜黄柑乃安抚边远之策。

　　桑椹，在初夏季节是舌尖上美味可口的水果。一颗颗桑椹晶莹水灵，紫红喜人，鲜嫩多汁，清香酸甜，被誉为"民间圣果"，深受人们喜爱。除了水果，桑椹还是一味难得稀有的滋补良药，民间有"四月桑葚赛人参"之说。其营养价值极高，在古代曾是皇帝御用的补品。桑椹果未成熟时为绿色，逐渐长成白色、红色，成熟后为紫红色或紫黑色，一般以紫红色为佳。

　　中医学认为，桑椹具有滋补肝肾、补血养颜、生津止渴、乌发明目等功效，可用于眩晕耳鸣、心悸失眠、须发早白、津伤口渴、内热消渴、血虚便秘等病症。《滇南本草》记载桑椹"益肾脏而固精，久服黑发明目"。《本草新编》中称"桑葚，专黑髭须，尤能止渴润燥，添精益脑"。清代著名医家王孟英所撰的食疗养生著作《随息居饮食谱》中言其能"滋肝肾，充血液，止消渴，利关节，解酒毒，祛风湿，聪耳明目，安魂镇魄"。桑椹的吃法多样，可以做成桑椹汁、桑椹酒、桑椹膏、桑椹醋等。当然，用桑椹煲汤也别有一番风味。

我国古代典籍中很早便有对桑葚的记载，如《诗经》中即有"桑之未落，其叶沃若，于嗟鸠兮，无食桑葚"之语，就是说桑葚美味无比，连斑鸠吃了它都会被醉倒。除了斑鸠，黄鹂鸟也是桑葚的忠实粉丝，三国时期陆玑说："黄鸟，黄鹂留也。或谓之黄栗留……当葚熟时，来在桑间。"它可谓是桑葚成熟的一个"活招牌"，引得人们前来采摘。

◆ 桑椹鲜汁饮 ◆

材料 · 新鲜桑椹 180 克。

做法 · 先将桑椹用凉白开水或纯净水洗净，放入榨汁机中榨汁，倒入玻璃杯中，即可品饮。

本药茶具有生津止渴、滋阴润燥的功效。适合消渴口干、皮肤干燥、大便干结、眼干目涩的人群饮用。

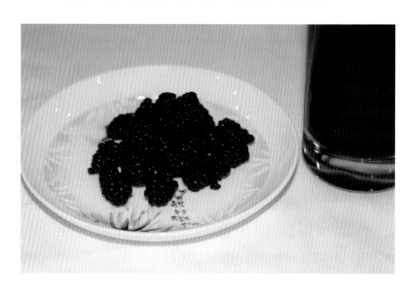

桑椹明目茶

材料 · 干桑椹 9 枚，菊花 6 朵，决明子 3 克。

做法 · 把干桑椹、菊花、决明子放入壶中，冲入开水，加盖焖
5 分钟，滤出茶汤，即可品饮。

本药茶具有滋阴养血、清肝明目、润肠通便的功效。适
合经常用眼的手机族、电脑族、电视族等，以及眼睛疲
劳、抵抗力下降、大便干燥的人群饮用。

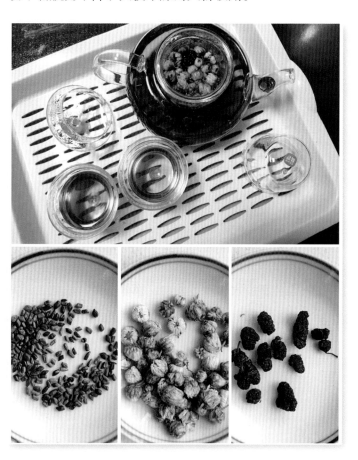

［桑椹明目茶·阳光爱如空气·石家庄］

◆ 桑椹黄精山药粥 ◆

材料 · 桑椹 30 克，黄精 15 克，山药 15 克，粳米 150 克，冰糖适量。

做法 · 桑椹、黄精洗净；山药去皮，洗净，切片；粳米淘洗后浸泡 1 小时。黄精放入锅中，加水煎煮，去渣取汁。将粳米、山药、桑椹放入汤汁中，加适量水，共同熬煮成粥，最后加冰糖调味即可。

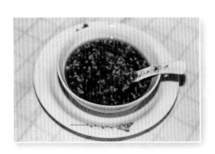

本药粥具有滋阴健脾、益气生津的功效。适合气阴两虚所致头晕乏力、口干食少、内热消渴等人群食用。

◆ 桑椹鸡蛋糕 ◆

材料 · 鲜桑椹 90 克，鸡蛋 3 个，低筋面粉 90 克，细砂糖 72 克。

做法 · 将鸡蛋打入盆中，放入白砂糖；电动搅蛋器开高速搅打至体积膨大，颜色发白，换低速搅打细腻，无大泡，划过有花纹，不易消失；筛入低筋面粉后搅拌至无干粉，方法自右上方向下铲，划过盆底，自左上方捞出，将面粉拉起，转动盆；把桑椹放入蛋糕糊中，搅拌均匀，将纸放入连膜模具，倒入蛋糊至八分高度；烤箱预热至 170℃，将烤盘放入中层，烤 25 分钟左右。

本药点具有滋阴补血、美容养颜的功效。适合多数人服食，尤其适合肝肾阴血不足、易疲乏的人群食用。

万物庆西成，茱萸独擅名。

芳排红结小，香透夹衣轻。

宿露沾犹重，朝阳照更明。

长和菊花酒，高宴奉西清。

——唐·徐铉《茱萸诗》

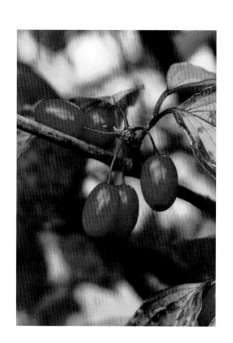

山茱萸

芳排红结小·香透夹衣轻

这首诗细致描写了山茱萸的形态，抒发了诗人对山茱萸别样的喜爱之情。秋天的时候，万物庆祝着丰收，山茱萸最是特别，红色的小果子排成排，香味透过果皮轻轻散发出来。昨晚的露珠沾上它之后似乎增加了它的重量，朝阳照在它的身上，更显明亮。常常与菊花酒一同出现在盛大的宴会上，又可被插在清静的西厢做点缀。不得不赞叹诗人观察之入微，透过文字将山茱萸的美感尽现，真实得似乎可以触摸到，让人觉得这红色的小果子如吹弹可破般莹润可爱。

山茱萸，又名山萸肉、药枣、蜀酸枣等，是山茱萸科落叶小乔木植物山茱萸的成熟果肉。因其个头小巧，味酸，果肉少，有人说它"食之无味，弃之可惜"，实则不然，山茱萸是中医处方中常见的补益肝肾之药。它先开花后萌叶，一到了秋天，满树挂满累累红果，绯红欲滴，艳丽悦目。在山茱萸这美丽的外表下，还深藏着一颗济世救人的心。家喻户晓的中成药"六味地黄丸"中，山茱萸便是不可或缺的一味主药。中医学认为，山茱萸有补益肝肾、收涩固脱之效，对于肝肾亏虚引起的眩晕耳鸣、腰膝酸痛、阳痿遗精、小便频数、崩漏带下等诸多病症均有着较好的治疗效果。山茱萸始载于《神农本草经》，列为中品，历代本草均有收载。《雷公炮炙论》中记载山茱萸能"壮元气，秘精"。《名医别录》则认为山茱萸能"强阴，益精，安五脏，通九窍，强力"。明代李时珍谓其"本经一名蜀酸枣，今人呼为肉枣，皆象形也"。

山茱萸营养丰富，味道可口，如今已被用来做成饮料、果脯、罐头等多种形式的保健品，以满足人们日益增长的保健需求。此外，山茱萸还可以做成药膳、药酒、补汤等，来发挥补益作用。

陈永灿说：

相传战国时期的赵王有腰痛宿疾，有一天他腰病发作，疼痛难忍，坐卧不宁。有位姓朱的御医见状，忙用一味药去煎药。赵王服后腰痛顿除，便问："寡人所服何药，如此神效？"朱御医答："此药名山萸。"赵王听后大喜，遂大种山萸，并将其改名山茱萸，以表彰朱御医。

茱萸山楂包

材料 · 山茱萸 60 克，山楂 150 克，面粉 600 克，桂花 3 克，酵母 9 克。

做法 · 山楂和山茱萸洗净，入锅加水煮熟，碾碎捣烂，过筛，加入桂花、红糖，倒入锅内，熬煮成果酱，备用；面粉和酵母混合，加水，搅拌揉捏，封上保鲜膜，等待发酵至两倍；发酵完成，揉成长条，均匀地切成等分的面团剂子，擀成面皮，裹入果酱，捏成包子，放入蒸笼，大火蒸 15 分钟即可。

本药点具有补益肝肾、健胃消食的功效。适合肝肾不足兼有消化不良的人群食用。

· 萸肉炒田蔬 ·

材料· 山萸肉 15 克，香肠 2 根，西蓝花 60 克，西芹 60 克，玉米粒 30 克，胡萝卜 60 克，红辣椒、花椒、油、盐各适量。

做法· 将山萸肉洗净，泡发备用；香肠切丁，西蓝花洗净切块，西芹洗净，摘去叶子，切小段，胡萝卜洗净切丁，玉米粒煮熟，红辣椒切碎；锅中倒入油，下红辣椒、花椒、香肠炒香，将山萸肉、西蓝花、西芹、玉米粒、胡萝卜倒入锅中翻炒拌匀，炒至菜熟，加入盐调味即成。

本药膳具有补益肝肾、涩精敛汗的功效。适合有腰膝酸软、盗汗、遗精、高血压的人群食用。

［萸肉炒田蔬·小李·上海］

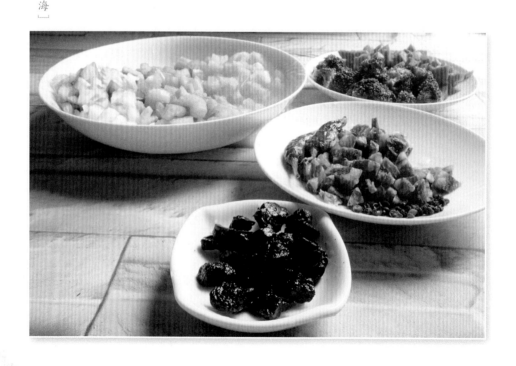

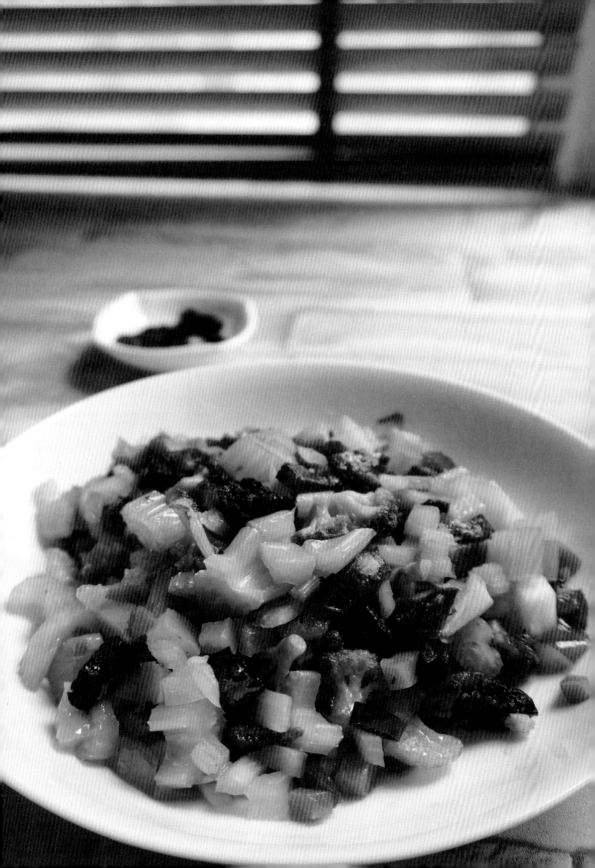

· 山茱萸甲鱼汤 ·

材料· 山茱萸 12 克，甲鱼 1 只，大枣 6 枚，生姜 3 片，大葱 1
根，食盐适量。

做法· 将各食材洗净，大葱切段，甲鱼去头爪和内脏，在开水
中焯一下；将甲鱼、山茱萸、大枣、姜片、葱段一起放
入砂锅内，加清水适量，大火煮沸后改小火煮约 1 小时，
加入食盐调味。

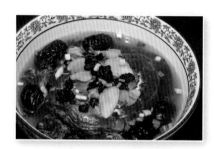

本补汤具有滋补肝
肾、养阴清热的功
效。适合腰膝酸软、
全身乏力、手心脚心
有热感的人群食用。

· 茱萸滋补酒 ·

材料· 山茱萸 300 克，米酒 900 毫升。

做法· 将山茱萸洗净，晾干，置于干净陶瓷锅中，冲入米酒，
加盖，随后用文火煎煮至沸腾。待冷却后，倒出至干洁
容器中，密封，置于阴凉干燥处，经常摇动，1 周后开
封过滤，弃药渣即可饮用。

本药酒具有补肝肾、敛精气的功效。适合体虚乏力、肾
虚腰痛、产后盗汗、遗精多汗的人群适量饮用。

酸枣仁

酸枣垂北郭 寒瓜蔓东篱

入门且一笑，把臂君为谁。

酒客爱秋蔬，山盘荐霜梨。

他筵不下箸，此席忘朝饥。

酸枣垂北郭，寒瓜蔓东篱。

还倾四五酌，自咏猛虎词。

近作十日欢，远为千载期。

风流自簸荡，谑浪偏相宜。

酣来上马去，却笑高阳池。

——唐·李白《寻鲁城北范居士失道落苍
耳中见范置酒摘苍耳作》

　　这首诗叙述作者寻访范居士的经历，表现了作者与范居士的深厚交情，也显示了诗人的豪迈性格和豪放诗风。诗中写道，一进门老范就笑哈哈地挽住我的手臂问：你是谁？用什么下酒？秋天的蔬菜和水果，来一盘霜梨开开胃！别处宴席没口味，此地的酒菜令人开心。城北酸枣累累，篱东寒瓜漫地。一连喝了四五杯，酒酣高歌一首《猛虎词》。连续十天的大醉，哪怕过了千年也会记得，何时再来一回？风流倜傥之士命中注定要颠簸一生，一定要有幽默自嘲的性格才相得益彰。大醉以后就像晋朝的山公倒骑马回家！以后再谢主人。

　　酸枣仁为鼠李科植物酸枣的种子。上古时期，神农尝百草，将酸枣仁列为上品，《神农本草经》载："补中益肝，坚筋骨，助阴气，皆酸枣仁之功也。"人们用酸枣仁或取汁熬粥，或研粉泡茶，或直接煲汤，均不失为一道美味的药膳，对于心神不宁、夜寐欠安的人有很大帮助。民间至今还流传着至孝女孩只身入山采药，最后寻得酸枣仁治好母亲失眠的传说。明代医家倪朱谟说酸枣仁"均补五藏"，五藏出现的许多病症"得酸枣仁之酸甘而温，安平血气，敛而能运者也"。由此可见，酸枣仁养心补肝、宁心安神、敛汗生津的功效为古今医家的共识。故常用来治疗虚烦不寐、惊悸多梦、体虚汗多、津伤口渴等病症。

酸枣仁，味酸甘而性平质润，生用或炒用均可。《本草纲目》中阐明了酸枣仁生、熟功效的差异："酸枣仁，甘而润，故熟用疗胆虚不得眠，烦渴虚汗之证；生用疗胆热好眠。皆足厥阴、少阳药也，今人专以为心家药，殊昧此理。"《本草拾遗》亦言酸枣仁"睡多生使，不得睡炒熟"，指出其使用方法，即治疗嗜睡用生酸枣仁，治疗不寐用炒酸枣仁。酸枣仁炒香，香气归脾，可谓药膳粥品的理想材料。

陈永灿说：

酸枣在秋季果实成熟时采收，将果实浸泡一夜，搓去果肉，捞出，用石碾碾碎果核，取出种子，晒干即得酸枣仁。有人会问，把酸枣肉丢掉，岂不是很浪费？周岩在《本草思辨录》中是这样解释的："酸枣丛生而气薄，气薄则发泄，味酸亦泄，啖之使阳不得入于阴，故醒睡。仁则甘平，甘平由酸而来，性故微敛而微守。"就是说，酸枣肉过于泄阴气，吃了它会让人失眠，而酸枣仁则恰恰相反，将酸枣之精华收敛于内，故能安神助眠。

微信扫码
配套验方特辑
名家养生讲堂
中医养生群友
诗词里的药材

· 枣仁莲子饮 ·

材料 · 炒酸枣仁 15 克，莲子 12 克，大枣 6 枚，冰糖适量。

做法 · 将酸枣仁、莲子、大枣分别洗净；上述材料一起放入砂锅内，加清水适量，大火煮沸后改小火煮约 30 分钟，加入冰糖调味。

本补汤具有健脾补肝、养血安神的功效。适合肝血不足、食欲欠佳、心烦不寐的人群食用。

· 枣仁安神酒 ·

材料 · 炒酸枣仁 150 克，白酒 600 毫升。

做法 · 将酸枣仁洗净，晾干，稍打碎，放入干洁容器中，倒入白酒，加盖密封；置于阴凉处，每日摇动 1 次，浸泡 2 周，启封后即可饮用。

本药酒具有宁心安神的功效。适合心烦失眠、多梦易醒的人群适量饮用。

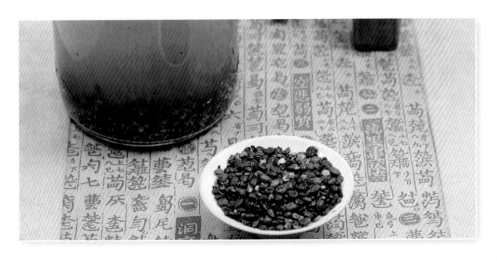

◆ 枣仁助眠鸡蛋糕 ◆

材料 · 酸枣仁 15 克，鸡蛋 450 克，白糖 240 克，面粉 240 克，植物油适量。

做法 · 将酸枣仁洗净，晾干，磨粉备用；将鸡蛋打碎入较大的碗中，搅拌，加入白糖，顺时针方向拌至蛋液发泡，倒入酸枣仁末和面粉，即成蛋糕生坯；在蛋糕的模具盒中抹上适量植物油，倒入鸡蛋生坯，将泡沫刮去，放入烤箱，180℃温度烤 15 分钟左右即可。

本药点具有宁心安神的功效。适合烦躁不安、难以入眠的人群食用。

◆ 枣仁助眠粥 ◆

材料 · 炒酸枣仁 15 克，柏子仁 6 克，里脊肉 150 克，大米 150 克，干香菇 10 克，食盐、酱油、淀粉、香油适量。

做法 · 炒酸枣仁、柏子仁捣碎；大米淘洗干净；香菇泡发、切丝，里脊肉切丝，与香菇一起加入香油、食盐、酱油、淀粉，拌匀。锅中加水，放入大米煮沸，加入香菇、肉丝，共熬成粥，加入酸枣仁、柏子仁搅拌均匀，加盐调味即可。

本药粥具有滋阴助眠、生津润肠的功效。适合津亏肠燥伴有失眠多梦、津伤口渴的人群食用，对阴虚便秘的老年人尤为适合。

肉桂

细酌敢谋长袖舞
苦吟空咏寸岑遥

憔悴谁能赋大招，
会将菌桂杂申椒。

巷南邻里频相过，
水北山人讵可邀。

细酌敢谋长袖舞，
苦吟空咏寸岑遥。

耕耘赖有陶潜妇，
不羡孙郎对大乔。

——宋·谢薖《次韵无逸兄见寄》

　　这首诗写出了诗人生活虽清苦，但却能够自得其乐，很是惬意。在身体瘦弱乏力的时候谁还有力气能够吟诵《楚辞·大招》篇？应该把肉桂和申椒这两种香木带在身上以除秽驱疾，哪管《离骚》把喜欢这种香木的当作小人。邀请志同道合的朋友来家里喝酒吟诗，兴起时还能舞上一段。家里有个贤惠的妻子陪伴左右，操持家务，日子过得很充实，并不羡慕孙策与大乔那种生活。

　　肉桂又名玉桂、牡桂、菌桂、桂皮，气味芳香，可作香料、食材和药用。肉桂甘甜的香气，还被西方人视为爱情的象征。相传古罗马有位君主在爱妻死后，悲痛万分，为了进行悼念，他搜掠并集中焚烧了全国的肉桂，以此来表达对爱妻的真情挚爱。中国人喜欢拿肉桂来炖肉、煲汤，它能够去除肉中的腥臭味，使肉食更美味，汤品更醇厚。而西方人则将肉桂打粉，用作西式烹饪及烘焙的香料，如霜饰、蛋糕、小西饼等，能为菜肴及甜品增添辛香甘甜。

　　除做食用外，肉桂也是一味神奇的中药。中医学认为，肉桂具有补元阳、暖脾胃、除积冷、通血脉的功效，对脾胃虚寒、腰膝软弱、夜尿频多、阳痿宫冷、下元虚衰、滑精早泄、虚喘心悸等病症有较好的疗效。现代大量将肉桂用于糕点、饮料、食品的增香，调和香精和化妆品等。

陈永灿说：

肉桂与桂枝不同，取的是肉桂树的树皮来入药。中医入药讲究药物取材的部位，不同部位亦有不同功用。肉桂取桂之皮，偏于温里；桂枝取桂之枝，偏于解表。肉桂经历了先为香料后入药的过程，除辛香之气外，桂皮还有温热之性，故可以补火助阳、散寒止痛、温通经脉，兼有引火归元之效。

❖ 肉桂焖牛肉 ❖

材料 · 肉桂 12 克，巴戟天 9 克，牛肉 150 克，生姜、花椒、八角、香叶、盐、油各适量。

做法 · 先将肉桂、巴戟天、生姜、八角洗净；牛肉洗净，切大块。热锅，倒入油，下生姜、八角、花椒，炒出味，下牛肉炒至五成熟，加入肉桂、巴戟天、香叶，倒入清水适量，盖上盖子，用武火煮沸后，文火焖 2 个小时，然后收汁，加盐调味即可。

本药膳具有温补肾阳、健脾开胃的功效。适合腰膝酸软、手足畏寒、食欲减退、腹冷喜暖、大便软烂的人群食用。

· 肉桂粉蒸肉 ·

材料 · 肉桂 9 克，大米 60 克，糯米 30 克，五花肉 300 克，小茴香、八角、花椒、盐各适量。

做法 · 制作蒸肉粉：先将大米和糯米淘洗干净，浸泡 1 晚；将肉桂、小茴香、八角、花椒洗净，晾干，稍打碎；点火把锅烧得滚烫（不要放油），把米放进去用小火翻炒加热，米的颜色逐渐发生变化，用手轻轻摸上去感觉滚烫，这时再加入肉桂、小茴香、花椒、八角一起炒，炒到米粒看起来有点膨胀甚至开花，香气大出时停止；将炒好的米和其他调料一起捣碎、研细，制成蒸肉粉。制作粉蒸肉：将五花肉洗净，切薄片；蒸肉粉中加入少量水，放入切好的五花肉薄片，撒入盐，一起搅拌均匀，使五花肉上均匀沾满蒸肉粉，装盘，放入笼屉内；坐锅，开大火蒸上 1 个小时，即成。

本药膳具有补中益气、健脾开胃、温肾助阳的功效。适合气虚乏力、食欲不振、胃脘冷痛、畏寒怕冷、手足不温、夜尿频多、腰膝酸软的人群食用。

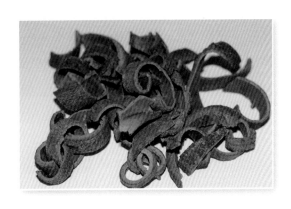

· 肉桂猪肚汤 ·

材料 · 肉桂 9 克，猪肚 240 克，生姜 6 片，食盐适量。

做法 · 将猪肚反复用水冲洗干净，肉桂洗净去粗皮；将肉桂、姜片放入猪肚内，并留少许水分；把猪肚的头尾用线扎紧，放入盛有适量清水的砂锅内，大火煮开后，小火煲 1 小时，至猪肚酥软，加食盐调味。

本补汤具有温胃散寒、健脾补气的功效。适合胃中虚寒、纳食欠佳的人群食用。

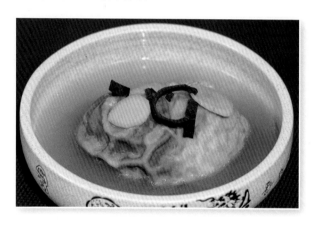

· 肉桂羊肉汤 ·

材料 · 肉桂 9 克，羊肉 500 克，生姜 9 片，食盐适量。

做法 · 将羊肉洗净切块，肉桂洗净去粗皮；将处理好的羊肉、当归、生姜一起放入高压锅中，加水烧开，煮 1 小时左右，加适量食盐调味。

本补汤具有温阳益气、散寒补虚的功效。适合四肢不温、容易疲乏、面色不华的人群食用。

丁香

疏花披素艳
庶近幽人占

丁香体柔弱，
乱结枝犹垫。

细叶带浮毛，
疏花披素艳。

深栽小斋后，
庶近幽人占。

晚堕兰麝中，
休怀粉身念。

——唐·杜甫《江头四咏·丁香》

这首诗描绘了丁香花盛开的景象，诗人沉浸在花香之中不能自拔。丁香花树干看起来非常柔弱，而且那一簇簇的花朵压在枝头，仔细看去，那小小的萼片上有一层毛茸茸的浮毛，就像是给花穿上了一件素色的衣裳。丁香花树种在了书房的后面，只有那些喜好僻静的人才能够欣赏到，打开书房的窗，嗅着这后院的花香，晚上仿佛是沉浸在兰麝的香味之中，嗅着这神仙才能享受的香气，即使是现在生命结束了也无怨无悔呀！

中药丁香和诗中的丁香花并不是一个品种，但却同样有着令人着迷的香气，这也许是同为"丁香"之名的原因吧。中药丁香是以丁香树的花蕾入药，因为它的形状像"丁"字，而且又有浓郁的香味，故称公丁香，又叫"丁子香"，又因为花蕾干燥后酷似鸡舌，所以又叫"鸡舌香"。丁香因其香气浓郁，还有一个特别的作用，就是去除口臭。有记载说古代的大臣在朝见皇帝时，口中往往含一粒丁香，以防口臭熏恼了万岁爷。如宋代沈括的《梦溪笔谈》中就记载：三省故郎官口含鸡舌香，"欲上奏其事，对答，其气芬芳"。

丁香味辛，性温，可温中降逆、散寒止痛、暖肾助阳，入药膳，还有解酒肉、鱼蟹、瓜果之毒的作用。例如，螃蟹和贝类较为寒凉，还有寒湿太重的瓜果，食用的时候用丁香煮，或者嚼一粒丁香，能够暖胃驱寒解毒，让人吃出健康来。《景岳全书·本草正》中记载丁香："温中快气，治上焦呃逆，除胃寒泻痢，七情五郁。"

陈永灿说：

丁香有两种，一种是用于观赏的丁香，为木犀科丁香属；另一种是作为香料和中药的丁香，为桃金娘科蒲桃属。药用丁香既是一种平日做菜煲汤时用的上乘调味香料，又是一味中医处方里温中降逆的妙药，可谓药食俱佳。烹调肉类菜肴时，加入一些丁香，可以去腥解腻，提高食欲。

❖ 丁香姜枣茶

材料· 丁香6粒，生姜1片，红枣3枚。

做法· 先将红枣去核切丝，与丁香、生姜一起放入杯中，冲入适量开水，等待5分钟，即可品饮。

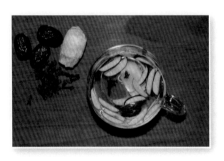

本药茶具有温中散寒、降逆止呕的功效。适合脾胃虚寒、嗳气呕恶、腹冷泄泻的人群饮用。

· 丁香清新饮 ·

材料 · 丁香 6 粒，藿香 1 克，薄荷 6 片，陈皮 3 克。

做法 · 先将陈皮切丝，与丁香、藿香放入壶中，冲入适量开水，加盖焖 5 分钟，再放入薄荷，滤出茶汤，即可品饮。

本药茶具有芳香辟秽、理气降逆、清新口气的功效。适合脘腹胀满、嗳气泛酸、口气较重的人群饮用。

· 丁香鸭子 ·

材料 · 鸭子 900 克，丁香 9 克，白菜心 120 克，西红柿 90 克，植物油 600 克，酱油、料酒、葱、姜、香油、精盐、味精、白糖、胡椒面各适量。

做法 · 鸭子洗净，沥干水分；白菜心、西红柿洗净，葱切段，姜切片。鸭子用料酒、酱油、盐、白糖、胡椒面、丁香、葱、姜、味精拌匀，腌渍入味（约 2 小时）。把鸭子取出，用钩子钩住，挂在透风处晾干，待鸭皮晾干后，把腌鸭子的调料塞入鸭腹内，上蒸笼用旺火蒸烂取出，拣去葱、姜。白菜洗净，切成细丝，放上白糖、醋、香油，拌匀入味，围在盘子边上，西红柿洗净后切成厚片，围在盘边白菜外圈。锅中加入植物油，烧热，把鸭子放入，炸透至皮酥，捞起，剁成块，摆放在盘中即成。

本药膳具有滋肾补阴、暖胃生津的功效。适宜食欲不振、心烦口渴、疲乏无力、嗳气、腰膝酸软的人群食用。

清晓清风吹过后，

露出青青一罅天。

一似推篷偷看见，

竹林半抹古苍烟。

——宋末元初·郑思肖《题竹叶间》

淡竹叶

一似推篷偷看见 · 竹林半抹古苍烟

本首诗描绘的是一幅清晨微风吹过，竹林轻摆的曼妙画面。破晓时分，太阳初升，漫步竹林之间，一番碧绿的景象映入眼帘，淡雅的竹香弥漫在清新的空气中，令人禁不住多做几个深呼吸，让大自然的清净充满整个身体。一阵微风拂过，亭亭玉立的竹子轻展身姿，窸窸窣窣的竹叶声在耳边作响，抬眼望去，湛蓝的天空在竹林的缝隙间格外醒目，如同行车在竹林中，推开车篷时看到林间的半抹苍翠云雾。

竹叶，为禾本科常绿乔木或灌木淡竹的叶子，又名淡竹叶、苦竹叶等。竹叶在我国自古以来就是药食两用之品。漫步竹海，你会发现那里的人们不仅用竹叶熬茶，还用竹叶煲汤、煮粥。相传三国时期的政治家、军事家诸葛亮对医药学也有一定的研究，曾妙用淡竹叶熬水，送给在前线作战的张飞及战士，治好了"七窍生烟""口舌生疮"的张飞和烦热燥渴的战士。

《神农本草经》中已经有竹叶"味苦平，主咳逆上气溢，筋急，恶疡，杀小虫"的记载。可见人们对竹叶的认识和使用有悠久的历史。中医学认为，竹叶主要有两大功效，一可清心利尿，二可清热生津，常用于治疗热病伤津导致的心烦口渴，心胃火盛引起的口舌生疮，以及心火下移小肠而出现的小便色黄、淋沥涩痛等。《本草纲目》记载其"去烦热，利小便，除烦止渴，小儿痘毒，外疮恶毒"。淡竹叶入食以鲜品为佳，煮粥时宜稀薄。民间多用其茎叶制作夏日消暑的凉茶饮用，广东凉茶中经常会用到它。

陈永灿说：

唐代白居易在《忆江南·其三》中"江南忆，其次忆吴宫。吴酒一杯春竹叶……"提到了吴宫的美酒——"竹叶青"。"竹叶青"此酒，顾名思义就是用竹叶酿的酒。随着朝代的更替，当初的酿酒人早已化为黄土，而这酒大概也随之而去，再不复当初了。古代的"竹叶青"酒，据说是用黄酒加嫩竹叶合酿而成。而现在的"竹叶青"酒，配方出于明末清初的医家傅青主之手。提醒下，并非所有的竹叶都可入药食用，这里入膳的是专指"淡竹叶"。

· 淡竹叶蜂蜜茶 ·

材料 · 淡竹叶 3 克，蜂蜜适量。

做法 · 将淡竹叶洗净，剪碎，放入玻璃杯中，加开水冲泡，静待 5 分钟，加入蜂蜜调味，即可品饮。

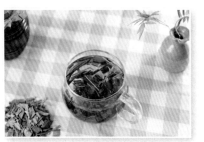

本药茶具有清火除烦的功效。适合口腔溃疡、心烦失眠、咽干口渴的人群饮用。

· 淡竹叶银菊茶 ·

材料 · 淡竹叶 3 克，金银花 12 朵，菊花 3 朵，冰糖适量。

做法 · 将淡竹叶洗净，剪碎，和金银花、菊花、冰糖一起放入壶中，加开水冲泡，等待 5 分钟，滤出茶汤，即可品饮。

本药茶具有清热解毒、除烦明目的功效。适合咽痛口渴、心烦不安、目赤肿痛、口舌生疮的人群饮用。

· 淡竹叶麦冬粥 ·

材料 · 鲜嫩淡竹叶 15 克，麦冬 15 克，粳米 120 克，冰糖 60 克。

做法 · 将鲜嫩竹叶、麦冬洗净，加清水，煎汁去渣，澄清沉淀；粳米淘洗干净，加药汁，共同熬粥，加入冰糖调味。淡竹叶麦冬粥宜质稀量多，每日 2 次，温热食用。

本药粥具有清热除烦、生津利尿等功效。适合肺热咳嗽、痰多、口舌生疮、牙龈肿痛的人群食用。

· 淡竹叶土鸡汤 ·

材料 · 淡竹叶 15 克，土鸡 240 克，大枣 6 枚，生姜 3 片，大葱 1 根，食盐适量。

做法 · 将各食材洗净，土鸡斩块，大葱切段；锅内放入土鸡和适量清水，将水烧开，撇去浮沫；锅内放油，烧热，炒土鸡，加入热水，放入切碎的淡竹叶、大枣、生姜和葱段，小火炖约 1 小时，加入食盐调味。

本补汤具有生津除烦、滋润清补的功效。适合胃口欠佳、心烦尿黄、易感疲乏的人群食用。

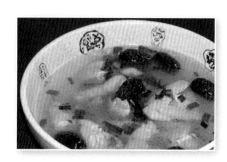

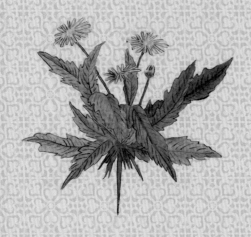

菜

CAIBU

部

季春开花色正黄
食之泻火不伤人

山药

雪香酥腻老来便 青青一亩自锄烟

种玉能延命，居山易学仙。

青青一亩自锄烟，

雾孕云蒸，肌骨更凝坚。

熟梁蜂房蜜，清添石鼎泉。

雪香酥腻老来便，

煨芋炉深，却笑祖师禅。

——宋·张镃《南歌子·山药》

这首词描写了一幅意境悠远的田园生活画面，我们可以想见，千年前，一老翁隐居在山脚下的小木屋里，每天亲耕于山下田垄，享受着"雾孕云蒸"。每日啖蜂蜜，饮清泉。一豆灯光，安静地映照着一本打开的诗卷。炉火渐熄，将山药放入余烬中慢煨。梦中醒来，窗外的雪花仍然在万籁俱寂的夜空悠悠飘落，房间的炉火仍然有星星点点的火星，一股煨山药的香味缭绕。这山药汲取了大地的精华，得到了云雾阳光的造化，隐隐似有仙气，它无论用鼎煮或炉煨，食之香甜酥软，使人益寿延年。老翁过着赛神仙般的日子，认为这样的生活才是参悟禅机的法门。

山药作为一种食材出现在大众餐桌上的历史很久了。在漫长的岁月中，中国老百姓运用智慧，采用不同的烹调手段，成功地将山药的养生作用发挥到了最大。山药的种类不少，比较有名的有铁棍山药和水山药（又名菜山药，含水量在 86%，脆而略有甜味）两种。山药在《神农本草经》中列为上品，名为薯蓣，一名山芋，称其："味甘温，主伤中，补虚羸，除寒热邪气，补中，益气力，长肌肉，久服耳目聪明，轻身，不饥，延年。"《本草纲目》指出山药："补心气不足，开达心孔，多记事，益肾气，健脾胃。"

自古以来，山药一直被视为物美价廉的"补"品，仲景著《金匮要略》中有一治疗虚劳病的方，叫做薯蓣丸，能调理脾胃、益气和营。另外《红楼梦》中曾提到的枣泥山药糕，便是贾老太太赠予秦可卿调理身体的，以此可见，山药绝对称得补养身体"上品"之名。中医学认为，山药有补益之力，可入脾、肺、肾三经，脾为人之后天之本，肾为人之先天之本，山药"两本"兼顾，实在是妙。山药性平和，口感甘甜，补而不滞，有强健五脏和筋骨的作用，而且能够安神，增加智力，防止健忘的发生。又可药食两用，深受广大老百姓的喜爱。

陈永灿说：

山药原名薯蓣，为何会改名呢？据《本草纲目》记载，由于唐代宗叫李豫，为避讳（封建时代为了维护等级制度的森严，说话写文章时遇到君主或尊亲的名字都不直接说出或写出，叫做避讳）而将"薯蓣"改为"薯药"，又因为宋英宗叫赵曙，为避讳再次改为"山药"。"薯蓣"为唐宋的两位皇帝让路，最终成了"山药"。

微信扫码
配套验方特辑
名家养生讲堂
中医养生群友
诗词里的药材

· 山药炒蛋 ·

材料 · 鲜山药 240 克，鸡蛋 3 只，盐适量。

做法 · 山药去皮洗净，切片；鸡蛋磕破，打匀。将锅内油加热
后，放入生姜丝，煸至香气大出，下山药片，炒至软，
将山药拨向一边，将鸡蛋倒入另一边，待结成块，再与
山药一并炒匀，放入盐再炒拌几下，即可食用。

本药膳具有健脾开胃、增
加食欲的功效。山药嫩白
细腻，口感软糯香甜，搭
配炒至金黄色的鸡蛋，味
美可口，适合脾胃虚弱、
消化不良的人群食用。

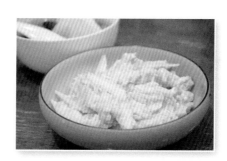

[山药炒蛋·平安·陕西]

· 山药排骨汤 ·

材料 · 鲜山药 300 克，排骨 300 克，草果 1 个，桂皮 1 小块，
大枣 3 枚，山楂 3 片，葱、姜、料酒、盐各适量。

做法 · 将排骨放入沸水中氽烫，用热水洗净浮沫；氽烫好的排
骨放入炖锅中，加热水，放入葱、姜、料酒、草果、桂
皮、大枣、山楂，大火煮沸，转小火慢炖 2 小时；山药
洗净，切滚刀块，放入锅中，炖 20 分钟后出锅，加盐、
香葱末调味。

本补汤具有健脾润肺、益肾滋阴、养心益智的功效。适
合脾虚泄泻、久痢、虚劳咳嗽、小便频数、记忆力减退
的人群食用。

· 山药薏苡仁粥 ·

材料· 鲜山药 150 克，薏苡仁 60 克，粳米 150 克，大枣 30 克。

做法· 先将薏苡仁提前浸泡一晚，山药去皮、切成小块，大枣洗净；将粳米、薏苡仁淘净，下锅，加水煮，待米开花时，下山药、大枣，煮至汤稠、香气出即可。

本药粥具有健脾补气、祛湿止泻的功效。适合由脾胃气虚导致消化不良、大便溏软、小便不利等人群食用。

［山药薏苡仁粥·艾丁·河北］

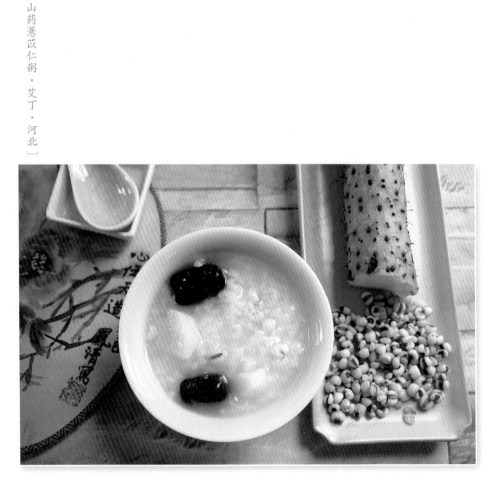

· 山药薄脆饼 ·

材料 · 山药120克，面粉90克，豆沙48克，酵母3克，食用油适量。

做法 · 山药洗净，去皮，放入锅里煮熟，碾碎，制成山药泥；将山药泥与面粉、酵母混合，搅拌均匀，加适量水，揉捏成面团，封上保鲜膜，待其发酵；将发酵好的面团揉成长条，均匀分成若干面团剂子，搓成面饼状，擀成面皮，裹入豆沙，收口，捏成圆饼状，尽量捏薄；锅中放入食用油，热锅，放入饼，煎成两面金黄即可。

本药点具有补益固涩的功效。适合肺虚喘咳、脾虚便溏、肾虚尿频的人群食用。

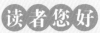

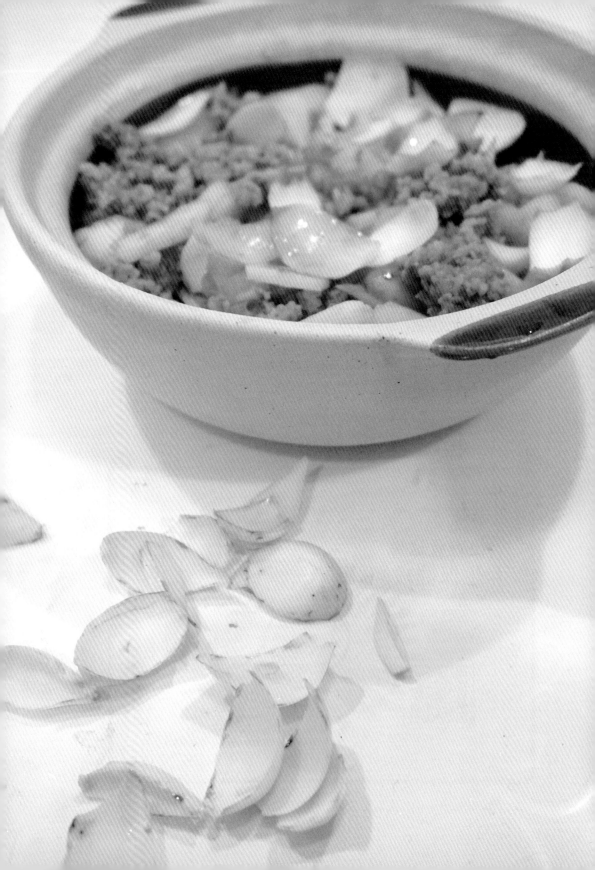

收合千戏不上枝，绿茎丹萼称施为。
灯笼翠干从高揭，火伞流苏直下垂。
文豹翻身腾彩仗，赤龙雷爪摆朱旗。
莫疑衰老多夸语，渍蜜蒸根润上池。

——宋·舒岳祥《百合》

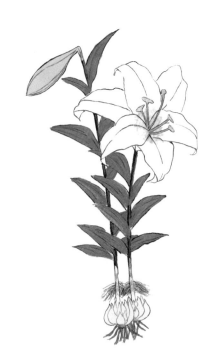

百合

莫疑衰老多夸语·渍蜜蒸根润上池

这首诗描写了百合动人的身姿，翠绿的花茎、丹红的花瓣，堪比花中的西施。似开未开时犹如灯笼高挂，绽放之时像一把火红的伞，它的花蕊又如纷纷下垂的流苏。这是用温婉的视角看百合，而在诗人眼中，豪迈的情怀也可与百合相结合，百合的花纹好似林中豹子身上的花纹，它卷翘的花瓣像赤色神龙伸出的爪子，又像战场上远处飘动的滚滚红旗。诗人说，千万不要怀疑我因为衰老了而对百合多有夸赞的言辞，实在是因为百合不仅花儿貌美，而且百合根蜜渍之后食用可以生津，让口中的津液都变得甘甜。

百合，又名强蜀、山丹、夜合花等，是百合科百合属多年生草本球根植物，主要分布在亚洲东部、欧洲、北美洲等北半球温带地区，全球已发现有至少 120 个品种。我国是野生百合资源最多的国家，也是百合栽培开发利用最早的国家，历史非常悠久，早在 1 400 多年前，百合就有庭园栽培。如南北朝梁宣帝赞百合花是："接叶多重，含露低垂，从风偃柳。"药王孙思邈《千金翼方》中记述的百合栽培法已很详细，《本草纲目》中也提到了按徐锴《岁时广记》"二月种百合法，宜鸡粪"的栽培方法。

百合，因其花型美，自古便受人们的喜爱，而且其根茎又能够做菜，好看且好吃，其名称还有"百年好合"寓意。百合鳞茎中含丰富淀粉，可食用，亦作药用。中医学认为，百合味甘、性微寒，入肺、心经，具有养阴润肺、清心安神的功效，是老幼咸宜的药食佳品，还是临床上滋阴润肺的要药。李时珍在《本草纲目》中言其可"利大小便，补中益气"。《日华子本草》中记载百合"安心，定胆，益智，养五脏"，清代《本草备要》谓其能"润肺宁心，清热止嗽，益气调中，止涕泪"。秋冬燥邪为患，肺阴不足，而百合甘寒质润，有润肺之功，对秋燥引起的咳嗽、气喘有一定的帮助。

另外百合花素有"云裳仙子"之称，是婚礼上必不可少的吉祥花卉，常取百合花"百年好合""百事合意"之意。《本草正义》记载："百合之花，夜合朝开，以治肝火上浮，夜不成寐，甚有捷效，不仅取其夜合之义，盖甘凉泄降，固有以靖浮阳而清虚火也。"

陈永灿说：

我国三大食用百合有兰州百合、宜兴百合和龙牙百合，其中兰州百合含糖量高，味甜，粗纤维少，肉质细腻，堪称食用百合上品；宜兴百合又名卷丹，味稍苦，尤其可药用；龙牙百合介于两者之间。大家可根据口味选择食用。

· 百合炒西芹 ·

材料· 鲜百合 60 克，西芹 240 克，味精、姜、花生油、香油、葱、绍酒、生粉适量。

做法· 将鲜百合掰成瓣状，西芹去叶，洗净，切 3 厘米长的段；然后将炒锅置大火上烧热，加入花生油，烧至六成热时，下入姜、葱爆香；随即下入西芹、百合、绍酒、精盐、味精，烧熟，湿生粉勾芡，淋入香油，即可食用。

本药膳具有养阴润肺、通便减肥的功效。适合于有肺阴不足、大便偏干、高血脂、体形肥胖的人群食用。

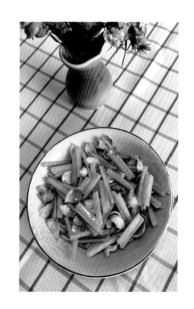

· 清凉醒神饮 ·

材料 · 百合花 3 朵，菊花 3 朵，薄荷叶 3 片，绿茶 3 克。

做法 · 将上述材料放入壶中，冲入适量开水，静待 3 分钟，滤出茶汤，即可品饮。

本药茶具有清心提神、疏肝解郁的功效。适合心情烦躁、精神不振、咽喉不舒的人群饮用。

· 百合麦枣粥 ·

材料 · 百合 30 克，小麦仁 30 克，大枣 9 枚，粳米 150 克。

做法 · 百合去杂洗净，掰成片；小麦仁洗净浸泡；大枣洗净，逐枚掰开；粳米淘洗干净。锅中加入适量水，放入百合、小麦仁、大枣、粳米，共同熬煮成粥即可。

本药粥具有清心安神、和胃助眠的功效。适用于心烦寐差、多梦易醒、夜间口干等人群食用。

· 百合荷叶绿豆饮 ·

材料 · 百合 30 克，荷叶 15 克，绿豆 15 克，冰糖适量。

做法 · 百合剥开洗净，荷叶、绿豆洗净；锅内放清水适量，加入绿豆烧开，转小火煮至绿豆开花；放入百合和荷叶，继续小火煮至百合熟烂，放入冰糖调味。

本补汤具有清热解暑、生津止渴的功效。适合于夏季暑天需要解热消暑的人群食用。

马齿苋

朝甑饭凫茈
暮鼎羹马齿

荒村无鸡豚，何以供刀机。

山蔬杂百种，此物含妙理。

幽居有胜事，一笑随稚子。

朝甑饭凫茈，暮鼎羹马齿。

笋包出土肥，蕨芽含露紫。

试采少陵苣，更撷天随杞。

举杯香覆坐，摇喉滑流匕。

悠然理尘策，果腹万事已。

——宋代·周紫芝《撷野蔬示小儿》

这首诗描述了悠闲自得的田园生活。全诗大意为：山野荒村里没有鸡和猪这些家禽，屠刀和案几闲置。山中的野果蔬菜品种有数百种之多，这些野蔬中包含着精微的道理。幽静隐居是一件美好的事情，跟随小儿一声欢笑，心情畅快惬意。早晨食以甑盛放的荸荠饭，晚上吃以鼎装着的马齿羹。肥嫩的笋从泥土中悄悄钻出，蕨菜芽顶着露珠闪耀着紫色光泽。尝试采莴苣，随手撷取天然的枸杞。静坐着举起茶杯，香气四溢，轻摇后饮入，口感十分滑润。悠然地整理落满灰尘的简策，腹中已饱，万事便足矣。

随着人们生活水平的日益提高，可供选择的食材也越来越丰富，像马齿苋这样的田间野蔬受到许多城市人的喜爱，不论是酒店宴席，还是居家餐桌，都能见到它的身影。《本草纲目》记载，马齿苋因"其叶比并如马齿，其性滑利似苋，故名"。我国人民自古以来就有食用马齿苋的习惯，如唐《食疗本草》载马齿苋有"延年益寿、明目"之效。

中医学认为,马齿苋味酸,性寒,有清热解毒、消肿利湿之功,适用于湿热或热毒所致的痢疾、痈肿和淋证等。马齿苋性寒滑利,长于解血分及大肠热毒,为中医临床治疗痢疾的常用品。唐代孟诜《食疗本草》中云:"用马齿苋煮粥,可以治疗诸气不调,止痢及痔疾。"马齿苋可以做蔬菜,可以煮粥。法国人也有用马齿苋做蔬菜沙拉食用的,称其为"长寿菜"。

陈永灿说:

马齿苋别名很多,如瓜子菜、长寿菜、猪母草、五方草、五行草、耐旱菜等。据说,人们因观察到马齿苋的叶呈青色、茎枝呈红色、花呈黄色、根为白色、籽为黑色,故称它为"五行菜"或"五行草"。我国大部分地区均有分布,夏秋采收。马齿苋生食、烹食均可,做法甚多,或做汤,或做成炖菜。

· 凉拌马齿苋 ·

材料 · 干马齿苋150克,蒜泥15克,盐、酱油、味精、麻油各适量。

做法 · 取干马齿苋,择除杂质和老根部分,用水浸泡一夜,上笼蒸透,切成小段,置于盆内,撒上精盐,加入蒜、酱油、味精、麻油,反复拌匀,待稍入味即可。

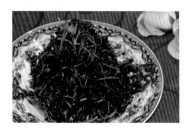

本药膳具有清热利湿、涩肠止泻的功效。适合时有大肠湿热泄泻的人群食用。

· 马齿苋炒鸡蛋 ·

材料 · 鲜马齿苋 120 克，鸡蛋 3 个，精盐、黄酒、植物油、酱油、味精各适量。

做法 · 将马齿苋择去杂物，用温水泡 10 分钟，清水洗净，切成段。鸡蛋打散，加入马齿苋调匀，放入精盐、黄酒、酱油、味精，调味。炒锅上火，放油烧热，将马齿苋蛋液倒入锅内炒熟，装盘即成。

本药膳具有清热解毒、益气补虚的功效。适合脾胃虚弱、夏秋季节易患泄泻的人群食用。这是浙江地区民众的一道传统名菜，此菜色黄透绿，口感嫩脆，咸鲜味美。

· 马齿苋薏苡仁粥 ·

材料 · 鲜马齿苋 60 克，薏苡仁 30 克，粳米 150 克，盐、葱花、素油适量。

做法 · 马齿苋洗净，入沸水中焯一下，捞出，切碎；油锅烧热，放入葱花煸香，放入马齿苋，加精盐炒至入味，出锅待用；将粳米、薏苡仁淘洗干净，放入锅内，加入适量水煮熟，放入马齿苋，煮至成粥，出锅即成。

本药粥具有清热利湿的功效。适合湿热内蕴表现为口臭、胃痛、大便溏稀黏腻的人群食用。

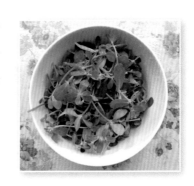

· 鲜马齿苋煎饼 ·

材料 · 鲜马齿苋 120 克，面粉 180 克，鸡蛋 3 个，小葱、盐、五香粉、食用油各适量。

做法 · 将洗净的马齿苋、小葱切碎，放入盆中；鸡蛋打碎后放入；再放入面粉、适量水、盐、五香粉，搅拌成糊状；平底锅刷一层薄油，烧至八分热，倒入适量面糊，转动锅，使其均匀成圆形；待其一面成形、透亮上色后再翻面煎另一面，煎至两面金黄即可。

本药点具有清热化湿的功效。适合湿热体质的人群食用。

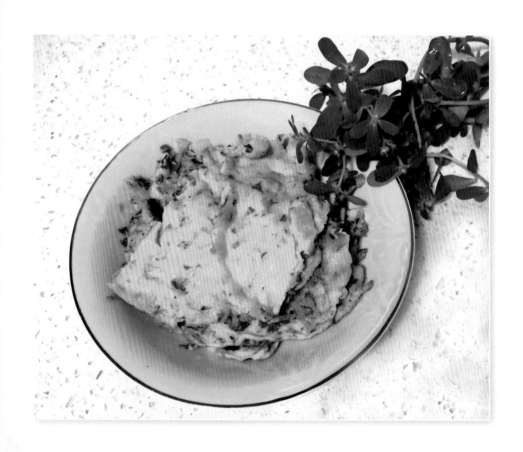

嫩焯黄花菜，酸齑白鼓丁。

浮蔷马齿苋，江荠雁肠英。

燕子不来香且嫩，芽儿拳小脆还青。

烂煮马蓝头，白熝狗脚迹。

猫耳朵，野落荲，灰条熟烂能中吃；

剪刀股，牛塘利，倒灌窝螺操帚荠。

碎米荠，莴菜荠，几品清香又滑腻。

——明·吴承恩《西游记·第八十六回》

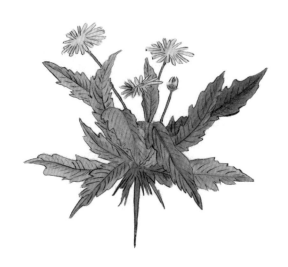

这是在《西游记》第八十六回，取经师徒消灭隐雾山折岳连环洞老怪后，得救的樵夫排出叶菜筵席来招待唐僧师徒，其中就有蒲公英的身影。其中，白鼓丁就是蒲公英，开头提到酸虀白鼓丁，估计是把蒲公英切碎后，用醋蘸食吧。马齿苋、马蓝头（马兰头）、枸杞头（枸杞的嫩芽）等，这些都是当时的常见野菜，在明代王磐的《野菜谱》里都有记载。此文写出了中国人对吃食重视的不仅仅是味道，还有蕴含其中的文化之美。

蒲公英是路边的野草，春天可见漫山遍野的蒲公英，它一年四季都可以开黄色的花，花落之后，那本承载着花朵的柱头上会出现一个白色绒绒的球，微风吹过，那白色的绒球四散飞起，如柳絮一般在空中飞舞，似是在寻找方向，但又似在享受这风的轻抚。这些白絮中蕴藏着蒲公英的种子，飘落大地便会扎根重生。因此偶尔家里的庭院里也会出现几棵蒲公英，那是因为它随风而来，静静地落在了这里。蒲公英，还被称为白鼓丁、凫公英、鹁鸪英、金簪草，其中最文雅的一个别名就是这"金簪草"，因为它的黄花如金簪头一般。蒲公英是药食俱佳的天然绿色野蔬，味道鲜美，营养丰富。入食鲜用，入药则鲜、干均可。

中医学认为，蒲公英具有清热解毒、消肿散结、除湿利尿的功效，还有保肝、护肝的功效。《本草纲目》记载："蒲公英主妇人乳痈肿，水煮汁饮及敷之立消。解食毒，散滞气，化热毒，消恶肿、结核、疔肿。"因此，临床多用于疮肿、瘰疬、目赤、便血、乳腺炎、胃炎、感冒等病症，尤其善治各类痈疡、红肿之症。

陈永灿说：

清代医家陈士铎《本草新编》中记载："蒲公英，至贱而有大功，惜世人不知用之。蒲公英亦泻胃火之药，但其气甚平，既能泻火，又不损土，可以长服久服而无碍。凡系阳明之火起者，俱可大剂服之，火退而胃气自生。"指出蒲公英除了清热解毒、消痈散结的作用，还是清泻胃火的要药。它既能泻火，但又不伤脾土，可以长期服用。如果见到阳明热盛之征象，可以大剂量使用，阳明火热之气退尽，脾胃功能恢复如常。

◆ 蒲公英拌蛋丝 ◆

材料 · 鲜蒲公英 300 克，鸡蛋 3 个，油、生抽、陈醋、白芝麻、芝麻油、绵白糖各适量。

做法 · 将蒲公英洗净，用开水焯过，捞出沥干水分，备用；鸡蛋磕破，蛋黄与蛋清分开，分别打散；锅中倒入少许油，倒入蛋清煎成蛋清饼，蛋黄用同样的方法煎成蛋黄饼；将蛋黄和蛋清饼卷起切成条状，蒲公英和鸡蛋条一起倒入盆中，倒入少许生抽、陈醋、芝麻油，撒上少许盐、白芝麻、绵白糖，搅拌均匀即可。

本药膳具有消食开胃、清热解毒的功效。适合食欲不振、胃脘灼热、反酸、容易上火、乳腺炎、痔疮便血的人群食用。

蒲公英炒肉片

材料· 五花肉 300 克，干蒲公英 90 克，姜、蒜、盐、鸡精、酱油各适量。

做法· 五花肉洗净，切片；干蒲公英洗净，温水泡开，切段；姜切丝，蒜切碎，备用。热锅，倒入油，五成热时，下姜丝和蒜爆香，放入肉片，一起翻炒至肥肉出油，瘦肉缩小变色，倒入少许酱油炒匀，加入蒲公英一起翻炒 1 分钟左右。放入盐、鸡精少许炒匀，出锅装盘即可。

本药膳具有清热利尿、滋阴润燥的功效。适合小便赤涩、便秘、皮肤干燥的人群食用。

蒲公英柠檬茶

材料· 蒲公英 3 克，柠檬 1 片，冰糖适量。

做法· 将蒲公英与冰糖一起放入壶中，用开水冲泡，等待 5 分钟左右，滤出茶汤，加入柠檬片，即可品饮。

本药茶具有清泻胃热、凉血生津的功效。适合咽喉肿痛、胃火牙痛、口气较重、口渴咽干的人群饮用。

微信扫码
配套验方特辑
名家养生讲堂
中医养生群友
诗词里的药材

蒲公英玫瑰茶

材料 · 蒲公英 3 克，玫瑰花 6 朵，陈皮 3 克。

做法 · 蒲公英、玫瑰花、陈皮一起放入壶中，用开水冲泡，加盖焖 5 分钟，滤出茶汤，即可品饮。

本药茶具有清热养胃、疏肝理气的功效。适合肝胃火旺、胃脘气痛、月经不调、经前乳胀的女性人群饮用。

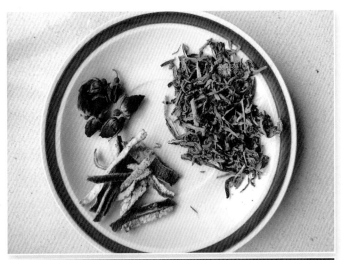

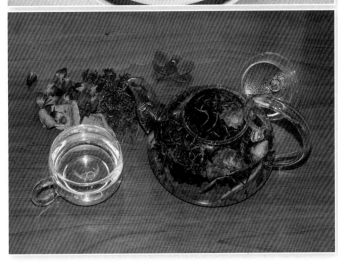

小茴香

寸寸慈亲意 盘中杂莳萝

欲供春脍用，
当腊种葱多。

地冻坚冰始，
泥干小雪过。

食兼沙韭好，
斋奈露葵何。

寸寸慈亲意，
盘中杂莳萝。

——清代·屈大均
《种葱》

诗人以种葱为题，描绘出一幅悠闲田园生活的画卷。诗人在腊月时种植了许多葱苗，为了春天做菜时能够使用。数九寒冬，大地冰封，等到田里的泥土都干硬，便过了小雪。这时，可以拔一些葱苗做菜，若能够配上一些沙地种的韭菜会更加美味，但奈何家中只有一些莼菜（露葵）。诗人感慨自己所吃的每一种佳肴都饱含了父母的慈爱之情，餐盘中还有一粒粒的小茴香（莳萝），令人回味无穷。在古代，莳萝指的是小茴香，无论其籽，还是嫩苗，放入菜中都会令人口有余香，还能温里开胃。

小茴香是伞形科植物茴香的干燥成熟果实，具有特异的香气，其原名为蘹香，李时珍在《本草纲目》中说："苏颂曰：蘹香，北人呼为茴香，声相近也。"小茴香是我国百姓厨房中常见的香料，因为它能除去肉类的腥味，增加肉食的香气，所以得名"茴香"。相传，清朝末年有一俄罗斯富商到西湖游玩，在欣赏风光之时，突然疝气发作，疼痛难忍。随行的医生无计可施，船夫便介绍了一位老中医，他用小茴香研末，让其以绍兴黄酒送服。不久，俄罗斯富商的疝痛就有所减轻，并很快痊愈。

中医学认为，小茴香具有温肾暖肝、行气止痛、和胃止呕的功效，对肾虚、寒湿、气滞引起的疝气腹痛、子宫虚寒、腰背冷痛、肚腹胀满、大便溏稀、胃寒呕吐、食欲不振、胃脘胀痛有较好的疗效。

陈永灿说：

在北方，常用茴香苗加五花肉，做成饺子馅，包成茴香馅的饺子，食后满口清香。对于茴香苗的清香，宋代黄庭坚有诗云："邻家争插红紫归，诗人独行嗅芳草。丛边幽蕙更不凡，蝴蝶纷纷逐花老。"诗人独自行走着，撷一株芬芳可嗅的茴香苗，而蝴蝶在大红大紫的花朵边追逐着，渐渐老去。诗人借着大红大紫的花朵指代权贵，芳草即小茴香苗，比喻文人更加高远的志向，幽蕙指的是腹中有诗书的自己，可见小茴香在诗人心中的高尚地位与别样情怀。

·茴香粉煎鸭胸

材料 · 鸭胸肉 240 克，小茴香籽 9 克，盐、黑胡椒粉各适量。

做法 · 将小茴香籽磨成细粉备用；将鸭胸两面稍微划开，并均匀地撒上小茴香粉、盐、黑胡椒粉；取平底锅，干锅不加油，鸭皮向下，中火慢慢煎至表面金黄，翻面继续煎，一边煎一边用小汤匙把鸭油淋在鸭皮上；煎至鸭肉熟透后起锅，滤油装盘即可。

本药膳具有暖胃行气、补肾润燥的功效。适合胃脘冷痛、肝气不舒、肾虚腰痛、皮肤干燥等人群食用。

◆ 小茴香红茶 ◆

材料 · 小茴香 1 克，红茶 3 克，红糖适量。

做法 · 将小茴香、红茶放入壶中，冲入开水，等待 5 分钟，滤出茶汤，放入适量红糖调味，即可品饮。

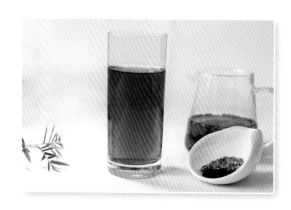

本药茶具有温肾散寒、和胃理气的功效。适合消化不良、胃肠胀气、腹冷疼痛、宫寒痛经的人群饮用。

◆ 茴香腰花粥 ◆

材料 · 小茴香 6 克，猪腰 150 克，粳米 150 克，葱、姜、料酒、盐各适量。

做法 · 小茴香洗净，用干净纱布包裹并扎紧口；猪腰片开，去筋膜，花刀切块，用料酒腌制 20 分钟，放入沸水中汆烫至腰花翻起，捞出洗净，改刀切碎；粳米洗净，浸泡 1 小时；锅中放入适量水，将小茴香包加入水中煎煮，取出纱布包，将粳米、碎腰花、姜末加入锅中，共熬成粥。粥将成时放入葱末、盐，搅拌均匀即可。

本药粥具有散寒祛湿、强健腰膝的功效。适合寒湿凝聚引起腰酸、腰痛、下肢沉坠、关节屈伸不利以及女性经期腰酸、痛经等人群食用。

· 茴香牛肉汤 ·

材料 · 小茴香 6 克，牛肉 300 克，生姜 3 片，大枣 6 枚，食盐适量。

做法 · 牛肉洗净切块，小茴香、大枣分别洗净；将牛肉、小茴香、姜片、大枣一起放入砂锅内，加清水适量，大火煮沸后改小火煮 1 小时左右，加入食盐调味。

本补汤具有温中散寒、益气补虚的功效。适合脾胃虚寒、脘腹冷痛、气血不足、容易疲乏的人群食用。

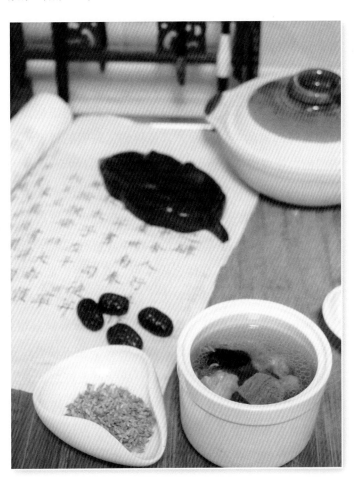

薤白

灯前饭何有 白薤露中肥

高树荫柴扉，
青苔照落晖。

荷锄山月上，
寻径野烟微。

老叟扶童望，
羸牛带犊归。

灯前饭何有，
白薤露中肥。

——宋·梅尧臣
《田家》

本首诗描绘了一幅傍晚时分，农夫耕种完田地，带着耕牛悠然自得回家的美好画面。暮色将临，斑驳的树影洒在简陋的柴门前，摇曳婆娑；地上的青苔映照出落日的余晖，柔和绚丽。月亮悄然升起，仿佛在告诉田地里的人们该回家吃饭了。肩扛锄头，手牵耕牛，走在归家的路上，远处可见炊烟袅袅，青云飘飘。家里的老人手牵着孙儿，盼望着耕种的人早点回来。家中的灯烛已然点亮，有什么饭菜可以享用呢？肥肥的"白薤"（即薤白）透亮无暇，甚是喜人，等着归来的人们一起品尝。

薤白，又叫小根蒜，是一种植物，其新鲜鳞茎可作食物，干燥鳞茎（即薤白）可入药。元代的农学家王桢曾说道："薤，生则气辛，熟则甘美，食之有益，故学道人资之，老人宜之。"是说生薤白气味辛辣，跟大蒜的味道差不多，烤熟或者煮熟之后味道就变得甘美了。吃了它很有好处，古代那些修道之人和老人都喜欢吃，有一定的滋补强身的作用。《本草经集注》也说

"薤性温补，仙方及服食家皆须之"。药王孙思邈则强调"薤白，心病宜食之"，这里所说的"心病"，类似于今天的冠心病、心绞痛之类的心血管病，适当吃一些薤白，有一定调养作用。

李时珍《本草纲目》中记载一则故事："安陆郭坦，得天行病后，遂能大餐，每日食至一斛。五年，家贫行乞。一日大饥，至一园，食薤一畦，大蒜一畦，便闷极卧地，吐一物如笼，渐渐缩小。有人撮饭于上，即消成水，而病寻瘳也。"因此，李时珍云："薤散结、蒜消癥之验也。"中医学认为，薤白性温，味辛、苦，有通阳散结、行气导滞之功。医圣张仲景在《金匮要略》治疗胸痹的三个方剂（瓜蒌薤白白酒汤、瓜蒌薤白半夏汤、枳实薤白桂枝汤）中，均使用到了薤白。

陈永灿说：

自古以来，薤白就是药食两用之品，时常出现在文人墨客的诗词中。宋代宋祁的"铃阁宴盘留薤白，书林官笔燥雌黄"（《寄会稽天休学士》），唐代李商隐的"薤白罗朝馔，松黄暖夜杯"（《访隐》），均写出了薤白的美味。除此之外，薤白还可以作为礼物相赠友人。唐代杜甫写有《秋日阮隐居致薤三十束》，其云："隐者柴门内，畦蔬绕舍秋。盈筐承露薤，不待致书求。束比青刍色，圆齐玉箸头。衰年关鬲冷，味暖并无忧。"杜甫年龄大了，身患胃肠疾病，脘膈怕冷，友人所赠的薤白恰有温通肠胃、理气行滞之效，可以一解疾病之苦。

· 薤白爆明虾 ·

材料· 薤白 60 克，明虾 300 克，炙巴戟天 6 克，油、盐、黄酒、生姜、红辣椒油各适量。

做法· 将薤白去皮洗净，生姜洗净切片，备用；炙巴戟天稍泡，上锅蒸 15 分钟备用；把明虾的虾枪去掉，用盐、黄酒腌好备用。锅中倒入油，烧至七成热，将明虾倒入，爆至皮脆出锅；锅内留底油，放入蒸好的巴戟天、薤白爆香，再倒入虾一起翻炒，加盐、黄酒炒香，最后根据口味放入适量红辣椒油，翻炒出锅即可。

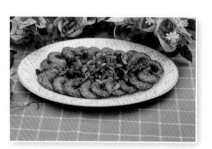

本药膳具有补肾壮阳、通阳散结的功效。适合胸闷、腰膝冷痛、阳痿早泄、年老体衰的人群食用。

· 薤白猪肚汤 ·

材料· 薤白 12 克，猪肚 240 克，生姜 6 片，大枣 3 枚，食盐适量。

做法· 将猪肚反复用水冲洗干净，薤白洗净切片，大枣洗净；将薤白片、姜片、大枣放入猪肚内，并留少许水分；把猪肚的头尾用线扎紧，放入盛有适量清水的砂锅内，大火煮开后，小火煲 1 小时，至猪肚酥软，加食盐调味。

本补汤具有通阳散寒、健脾养胃的功效。适合脾胃虚寒、纳食不佳、偶有胀满的人群食用。

· 薤白鸡蛋煎饼 ·

材料 · 薤白 15 克，鸡蛋 3 个，面粉 30 克。

做法 · 薤白洗净，切碎；鸡蛋打散，加入少许水，拌匀，放入薤白；再次拌匀，加入面粉，混合搅拌成稀糊状；不粘锅中加入少许橄榄油，锅烧热，转小火，放入一大勺面糊，迅速摊匀；烙至四边翘起，翻面再烙即可出锅食用。

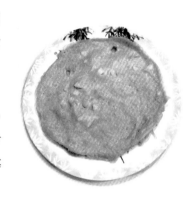

本药点具有宽胸通阳、行气导滞的功效。适合胸阳不振、胸闷不畅等人群食用。

· 薤白公英馄饨 ·

材料 · 薤白 15 克，蒲公英 150 克，猪肉 300 克，馄饨皮 450 克，食盐、鸡精、食用油各适量。

做法 · 择洗干净的薤白切成细末，放入剁碎的肉糜中；蒲公英择洗干净，焯水后放入冷水浸泡；放适量食盐、鸡精、食用油到肉糜中，搅拌均匀，腌制入味；取出蒲公英，沥干水分，剁成细末，放入肉糜中，搅拌均匀成馅；取馄饨皮，包入馅；水里放点食盐，水开后放入馄饨煮，水滚三滚馄饨即熟，捞出即可食用。

本药点具有行气宽胸健胃的功效。适合胸脘时闷、消化不良、血脂偏高等人群食用。

灵芝

乘飞龙·与仙期

东上蓬莱采灵芝

阊阖开，天衢通，
被我羽衣乘飞龙。

乘飞龙，与仙期，
东上蓬莱采灵芝。

灵芝采之可服食，
年若王父无终极。

——三国·曹植
《平陵东行》

本首诗为三国时期著名文学家、建安文学代表人物曹植所创作，因于文学上的造诣，曹植与其父曹操、其哥曹丕，被后人合称为"三曹"。该诗从体式看，属于杂言诗；从类型看，属于乐府诗；从题材看，属于游仙诗。阊阖，传说中的天门。羽衣，以羽毛织成的衣服，道士或神仙所穿的衣服常被称为羽衣。灵芝，传说中的瑞草、仙草，中医入药有滋补作用。诗中描写的游仙状态超然于外，可以腾云驾雾，遨游天际，采摘瑞草，求仙问道，从而长生不衰。整首诗营造出了一种神秘缥缈、若即若离、虚幻如梦的浪漫诗境。

提到灵芝，便会不由得想到神话传说里的仙草，它有"起死人，肉白骨"的神效，无论多重的病，哪怕是已经死了，吃了它便起死回生；凡人吃了它不仅能够长生不老，还能够飞升仙界做神仙。当然，这些都只是传说，是人们的美好向往罢了。灵芝通称灵芝草，古称瑞草、长寿草，被视为"祥瑞""吉祥如意"的象征，其颜色鲜艳、形状优美，顶端表面有一轮轮云状的环纹，是吉祥瑞相的象征。时光在灵芝上留下的不是苍老的年轮，而是一圈圈艳丽的花纹，它与世无争，从容豁达，生长在山野最偏僻的角落里。

《神农本草经》认为灵芝"久食，轻身不老，延年神仙"，《本草纲目》中记载灵芝"益心气，活血，入心充血，助心充脉，安神，益肺气，补肝气，补中，增智慧，好颜色"。中医学认为，灵芝药性平和，不温不燥，不凉不腻，苦味中带着些许甘甜，可以补气养血、宁心安神、止咳平喘。凡身体虚弱，病后正气未复，或化疗、放疗后体力不支，或产后气血亏虚等，均可考虑用灵芝调补。

陈永灿说：

关于灵芝的神话传说很多，白娘子盗取灵芝救许仙的传说自不必言，炎帝之女瑶姬身后精魂化灵芝的神话也是流传甚广，彭祖"茹芝饮瀑，遁迹养生"亦是闻名遐迩。在古人眼里，灵芝是可以让人延年益寿、长生不老的仙草。它独特而有灵性，独特在它独一无二的外表，灵性则蕴于内，让它经受住风吹日晒的洗礼，享受着雨露阳光的润养。

❀ 灵芝参芪茶 ❀

材料 · 灵芝 3 片，西洋参 6 片，黄芪 6 片。

做法 · 将灵芝、西洋参、黄芪一起放入玻璃杯中，加入开水冲泡，等待 5 分钟，即可品饮。

本药茶具有补气健脾、滋阴安神的功效。适合气短乏力、心神不宁、失眠健忘的人群饮用。

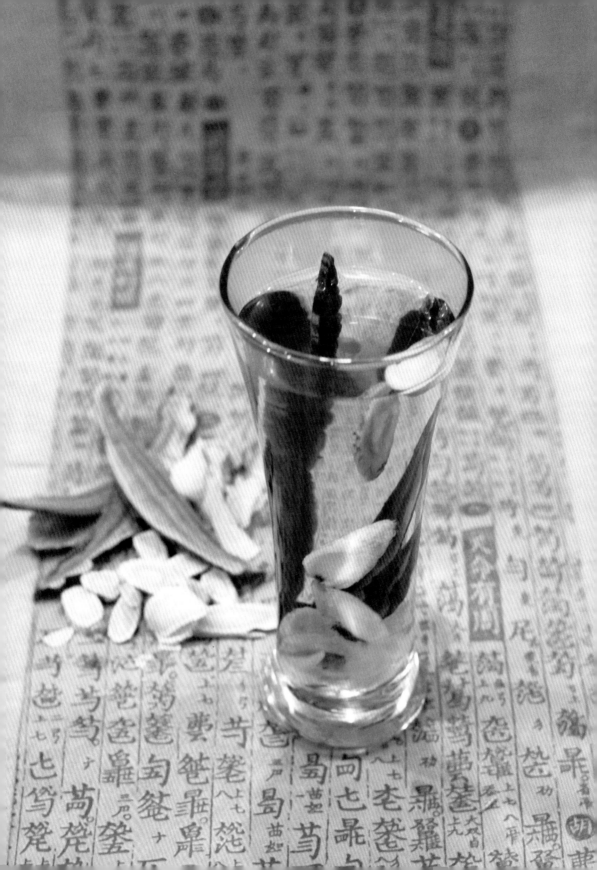

◦ 灵芝乌鸡煲 ◦

材料 · 灵芝 18 克，乌骨鸡 1 只，枸杞子 30 克，姜、盐、大葱、黄酒、八角各适量。

做法 · 灵芝用温水浸泡 20 分钟，枸杞子用清水洗净，泡 10 分钟，捞起备用；乌骨鸡宰杀，去毛及内脏，用热水氽烫 5 分钟后，捞出，将血水沥干；取砂锅放入乌骨鸡，倒水没过鸡，放入灵芝、枸杞子、姜、大葱、黄酒、八角，盖上锅盖，大火烧开，转小火焖煮约 1 小时即成。

本药膳具有健脾开胃、补养气血的功效。适合产后病后体虚、脾胃虚弱、气血不足、头晕眼花的人群食用。

◦ 灵芝甲鱼汤 ◦

材料 · 灵芝 30 克，甲鱼 1 只，红枣 6 枚，生姜 3 片，大葱 1 根，料酒、食盐适量。

做法 · 灵芝用水润透切片（不要洗掉孢子粉），甲鱼去内脏和脚爪，红枣洗净，葱洗净、切段；砂锅内放入适量清水，放入灵芝、甲鱼、红枣、生姜、葱段和料酒，大火煮开后改小火炖约 1 小时，加入食盐调味。

本补汤具有益气养阴、补虚安神的功效。适合身体虚弱、气血不足、夜寐欠佳、病后进补的人群食用。

灵芝安神酒

材料·灵芝片 90 克，酸枣仁 90 克，冰糖 150 克，白酒 1 200
毫升。

做法·先将酸枣仁洗净，晾干，打碎。灵芝片洗净，晾干。二
者同冰糖一起置于净坛中，加入白酒，密封，浸泡 2 周，
即可取澄清酒液饮用。

本药酒具有安神助眠的功效。适合夜寐不安、虚烦失眠、
多梦易惊的人群适量饮用。

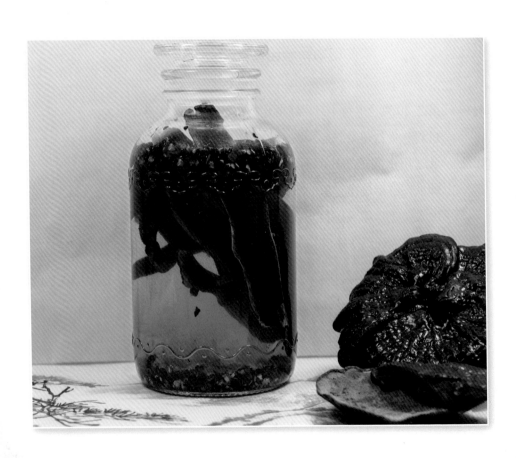

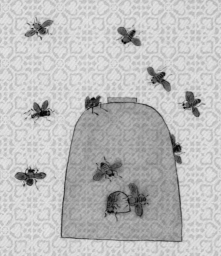

虫
CHONGBU
部

甘润可以泄泽养正

蜂蜜酿成花已飞，海棠次第雨胭脂。
园林检点春归也，只有萦风柳带垂。
情默默，恨依依。可人天气日长时。
东风恰好寻芳去，何事驱驰作别离。

——宋·赵长卿《鹧鸪天·春暮》

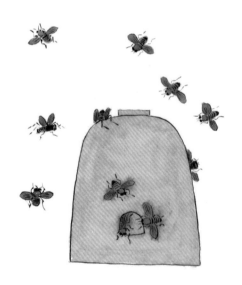

赵长卿早年在朝堂郁郁不得志，后来辞官归隐，居于江南，遁世隐居，过着清贫的生活。这首词描绘的是暮春的景色：蜜蜂忙忙碌碌地在花丛中飞舞，一场春雨过后，海棠花艳比胭脂，园林中处处洋溢着春天的气息，和煦的微风穿过杨柳，树影婆娑，迎风起舞。此情此景，诗人心中升起一种感慨，深藏心底不言而喻的感情，随着白昼的逐渐延长而增长。宜人的天气，春光正好，东风不燥，芳菲遍野，还有什么比这更能够驱赶别离的愁绪呢？全诗虽叙离别之事，却无离别之悲，反而描绘了一幅春日生机勃勃之象。咀嚼华滋，酿以为蜜。自然灵化，莫识其术。

蜂蜜，古代又称做蜜蜡、石蜜、崖蜜，唐代苏恭认为"此蜜既蜂作，宜去石字"，此称沿用至今。中国是世界上较早驯化蜜蜂的国家之一，早在汉代已作为普遍的饮品，距今已有几千年的历史了。相传，楚霸王项羽率军与刘邦大战于九里山前，在人困马乏、饥渴难耐时，山上牧童用一只羊角盛满野蜂蜜，敬献给楚霸王项羽及妃子虞姬饮用，项羽和虞姬饮后顿觉神清气爽，愉悦无比。公元 4 世纪，西晋与东晋之交的郭璞在《蜜蜂赋》中写道："散似甘露，凝如割脂，冰鲜玉润，髓滑兰香。百药须之以谐和，扁鹊得之而术良，灵娥御之以艳颜。"这是对蜂蜜和蜂蜡性质和用途的生动贴切说明。

《神农本草经》中记载："蜂蜜安五脏，益气补中，止痛解毒，除百病，和百药，久服轻身延年。"《本草纲目》中载："蜂采无毒之花，酿以小便而成蜜，所谓臭腐生神奇也。其入药之功有五：清热也，补中也，解毒也，润燥也，止痛也。生则性凉，故能清热；熟则性温，故能补中；甘而和平，故能解毒；柔而濡泽，故能润燥；缓可以去急，故能止心腹、肌肉、疮疡之痛；和可以致中，故能调和百药。"中医学认为，蜂蜜味甘，性平，具有补中、润燥、止痛、解毒的作用，用于脘腹虚痛、肺燥干咳、肠燥便秘；外治疮疡不敛，水火烫伤。除此以外，对于爱美的女性来说，蜂蜜也有着美容养颜的妙用。

陈永灿说：

苏辙有诗云"井底屠酥浸旧方，床头冬酿压琼浆"，"冬酿"就是蜂蜜，称赞屠苏酒里加些蜂蜜服用，滋味美过神仙琼浆，可见蜂蜜口感极佳，深受人们的喜爱。

❖ 蜂蜜柠檬饮

材料 · 蜂蜜 3 勺，柠檬 1 片。

做法 · 将蜂蜜、柠檬放入杯中，冲入 75℃ 左右的适量温水，搅拌均匀，即可品饮。

本药茶具有补中润燥、开胃生津的功效。适合干咳无痰、食欲不振、口渴咽干、大便干结的人群饮用。

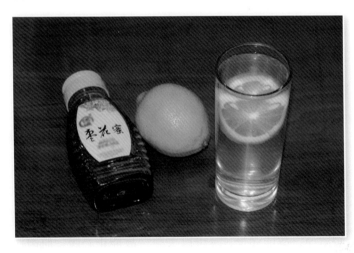

蜜汁凤爪

材料· 蜂蜜 30 克，鸡爪 600 克，白醋、料酒、蒜末、生姜、盐、白砂糖、五香粉、油、生抽、老抽、蚝油、白胡椒粉、豆豉酱、麻油各适量。

做法· 鸡爪洗净，剪去鸡爪的指尖，生姜切片；鸡爪放入冷水锅中，加料酒、姜片煮开，撇去浮沫，煮约 2 分钟捞出，放入凉水中，冲去浮沫；捞出鸡爪，沥干水分。蜂蜜与白醋充分搅拌，均匀地刷在鸡爪上，一面刷好，翻面再刷好，晾干；起油锅，油温五六成热，放入鸡爪炸制；待鸡爪炸成金黄色时，捞出沥油，放入冰水中浸泡 3 小时；制作调味料，将姜、蒜、干辣椒、白砂糖、盐、五香粉、料酒、生抽、老抽、蚝油、白胡椒粉、豆豉酱、麻油混合搅匀即可；捞出鸡爪，放入蒸锅，蒸 15 分钟。料汁淋在鸡爪上，拌匀。再继续蒸 20 分钟，即成。

本药膳具有健脾开胃、滋阴润燥、美容养颜的功效。适合有食欲不振、皮肤干燥、色斑、干咳少痰等症状的人群食用。

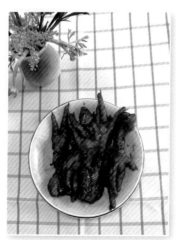

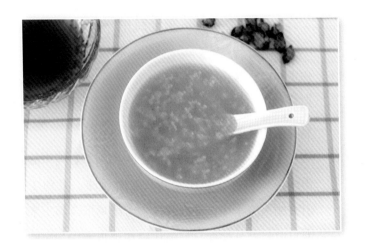

❖ 蜂蜜玫瑰花粥 ❖

材料 · 蜂蜜 3 汤匙，玫瑰花 12 克，大米 120 克。

做法 · 将玫瑰花煎汤，过滤取汁备用。将大米淘净，放入锅中，加玫瑰花汁煮粥，待熟时调入蜂蜜，再煮一二沸即可。

本药粥具有美容养颜、润肠通便的功效。适合皮肤干燥、面色不华、大便不畅的人群食用。

❖ 蜜饯黑枣 ❖

材料 · 蜂蜜 300 克，黑枣 300 克，决明子 30 克。

做法 · 将决明子洗净，加适量水煎煮，每 20 分钟取煎液 1 次，加水再煎，共煎取 3 次药液合并；然后将黑枣放入药液中煎煮，煎至枣熟烂，等余汁将干时加入蜂蜜调匀，待稍凉后，装瓶罐即成。

本药点具有补血安神、明目的功效。适合贫血、面色不华、精神不振、睡眠不佳、两目干涩等人群食用。

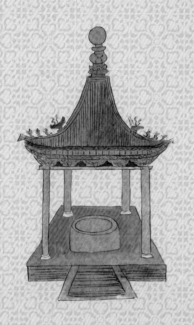

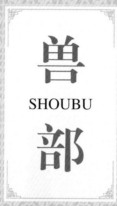

兽部

SHOUBU

阿井胶泉出圣药
妇人滋补数阿胶

灵源疑出蛟龙窟，淑气原从天地贻。

九土所钟惟上品，千年制胶岂凡材。

炼砂煮石经济事，丹井药炉亦可哀。

——明·吴铠《阿井胶泉》

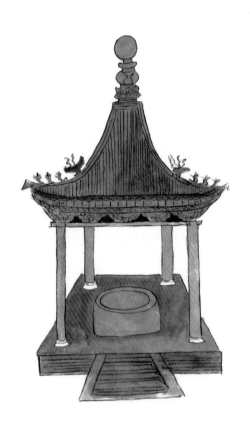

阿胶

九土所钟惟上品·千年制胶岂凡材

本诗是明代的吴铠在游历山东阳谷八景之一"阿井胶泉"时所作的诗。相传，阿井系济水潜流所注，旧泉有九孔，泉窟中住着一条蛟龙，诗的第一句讲的就是这一传说。神奇的阿胶井似乎留存着天地间的神灵之气，是九州大地上的绝佳之处，用井水制成的阿胶也必然是非凡之品。诗人伫立于井旁，看着"炼砂煮石"的场景，不禁感慨，千百年来，丹井源源不断涌出甘洌的井水，药炉火光不熄，熬炼出醇正的阿胶，这样生生不息的丹井和药炉真令人怜惜！而更值得赞叹的是，一代代匠人精心制作名贵药材阿胶，用来救治千千万病人的赤诚之心。

阿胶又名"傅致胶""盆覆胶""驴皮胶"，原产山东省古东阿县（今阳谷县阿城镇古阿井），以驴皮为主要原料，以阿井之水而制成。阿胶的传统制作包括驴皮清洗、煎熬提胶、去渣浓缩、冷凝成形等，片片阿胶，选料考究，工序严谨。晋唐时期因"岁常煮胶以贡天府"而称贡胶。

阿胶作为补血上品，药食两用历史十分悠久，并与人参、鹿茸并称"中药三宝"。2 000多年前的《神农本草经》有阿胶入药的最早记载："味甘平。主心腹内崩、劳极、洒洒如疟状、腰腹痛、四肢酸疼，女子下血安胎，久服轻身益气。"后世医家也将阿胶作为补血止血、滋阴润燥的良药。不少养生古籍，如《随息居饮食谱》《遵生八笺》等也有许多含有阿胶的药粥饮食。

中医学认为，阿胶味甘、性平，具有补血止血、滋阴润肺的功效。《本草纲目》中记载阿胶："和血滋阴，除风润燥，化痰清肺，利小便，调大肠，圣药也。"说明阿胶具有滋阴润燥、养血补血、化痰通便等功效。宋代著名儒学大师朱熹曾写信劝其母说："慈母年高，当以心平气和为上，少食勤餐，果蔬相伴，阿胶、丹参之物，时以佐之，延庚续寿，儿之祈焉。"这是中医养生文化与传统孝文化很好的结合。

众所周知，阿胶还是女人补养气血的"圣品"，是滋补美容的良药，在我国很多地区都有用阿胶来滋补养生的传统。《长恨歌》中以"温泉水滑洗凝脂"，描写了杨贵妃的肌肤极为细腻光滑。唐代诗人肖行澡赋诗"暗服阿胶不肯道，却说生来为君容"，可谓一语中的解玄机。原来杨贵妃为保持容颜美丽，每天都吃阿胶做的糕点。

❖ 阿胶肋排 ❖

材料 · 阿胶 15 克，猪肋排 240 克，八角茴香 1 枚，糖、生姜、葱、料酒、老抽、盐各适量。

做法 · 先将阿胶在袋中提前敲碎备用；排骨洗净后，凉水入锅，水开后焯水 5 ～ 10 分钟捞出，冲净血沫，备用；锅中倒入油，随即加入白糖，用小火慢慢把糖炒化，颜色变为棕红色，且开始出现泡沫时，马上把排骨倒入锅中炒匀；加入八角茴香、姜片、葱、料酒，补足清水，没过排骨；加入少量老抽，倒入阿胶；水开后转小火，炖制约 1 小时后，大火收汁即可关火出锅。

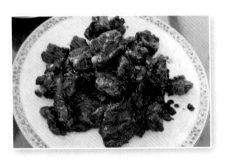

本药膳具有健脾补虚、养血美容的功效。适合脾胃虚弱、气血不足、皮肤干燥的爱美人群食用。

阿胶凤爪

材料 · 阿胶 15 克，鸡爪 240 克，鲜香菇 30 克，姜、盐各适量。

做法 · 将鸡爪斩去趾甲，洗净，入沸水锅中焯一下，捞出洗净备用；阿胶用清水浸软后切块备用；香菇浸软洗净，姜去皮，切片备用；锅内注入适量清水，用大火烧开，放入鸡爪、阿胶、香菇、姜片；用中火炖煮约 2 小时至鸡爪熟透；待汤汁浓稠时下精盐调味即可。

本药膳具有补气养血、美容养颜、改善睡眠的功效。适合气血不足、皮肤干燥、面色萎黄、失眠健忘的人群食用。

阿胶黑米粥

材料 · 阿胶 9 克，黑米 150 克，红糖适量。

做法 · 将黑米洗净，放入锅中，加水熬粥；待粥将成时加入捣碎的阿胶，边煮边均匀搅拌，煮沸 2 ~ 3 次。阿胶完全烊化后，加入红糖调味即可。

本药粥具有滋阴、养血、补虚的功效。适合血虚面色萎黄、虚烦失眠、月经不调的人群食用。

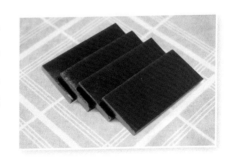

ⅠＰ）数据

的本草滋味 / 王恒苍主编. ——
出版社，2022.10
478-5775-5

味… Ⅱ. ①王… Ⅲ. ①中草药—普及读物
-49

中国版本图书馆CIP数据核字（2022）第133599号

陈永灿说：诗词里的本草滋味

主　审　陈永灿

主　编　王恒苍

编　委　马凤岐　白　钰　杨益萍　任　莉　许　琳

　　　　吴　培　张旻轶　陈印沁　陈金旭　林雨琪

　　　　范天田　郭　颖　浦锦宝

上海世纪出版（集团）有限公司
上海科学技术出版社　出版、发行
（上海市闵行区号景路 159 弄 A 座 9F–10F）
邮政编码 201101　　www.sstp.cn
上海盛通时代印刷有限公司印刷
开本 787×1092　1/16　印张 18.5
字数 200 千字
2022 年 10 月第 1 版　2022 年 10 月第 1 次印刷
ISBN 978-7-5478-5775-5/R·2540
定价：88.00 元

本书如有缺页、错装或坏损等严重质量问题，请向工厂联系调换